吃香蕉的理由

[日] 小林弘幸 著

崔斌 译

天津出版传媒集团
天津科学技术出版社

读者须知： 医学是随着科学技术的进步与临床经验的积累不断发展的。本书中所述的知识与各项建议均是作者结合自己的专业和多年的经验审慎提出的，但图书不能替代医疗咨询。因本书相关内容可能造成的直接或间接不良影响，作者和出版方均不予担责。

图书在版编目（CIP）数据

吃香蕉的理由 /（日）小林弘幸著 ； 崔斌译 . 天津 ：天津科学技术出版社，2025. 3. -- ISBN 978-7-5742-2699-9

Ⅰ. R151.3

中国国家版本馆 CIP 数据核字第 2025M0U171 号

吃香蕉的理由
CHIXIANGJIAO DE LIYOU

责任编辑：张建锋
责任印制：兰 毅
出 版：天津出版传媒集团
天津科学技术出版社
地 址：天津市西康路35号
邮 编：300051
电 话：(022)23332400
网 址：www.tjkjcbs.com.cn
发 行：新华书店经销
印 刷：天津联城印刷有限公司

开本 880×1 230 1/32 印张 5.25 字数 77 000
2025年3月第1版第1次印刷
定价：58.00元

人体70%的免疫细胞集中在肠道。
肠道不适，容易引发肥胖、加速衰老。

肠道被称为第二大脑，与大脑关系密切，

因此，肠道功能紊乱还会导致抑郁等精神问题。

以上这些知识，我想大家多少都了解一些。

但是，即使知道了肠道的重要性，人们的肠道环境好像也并未得到较大改善，肠道环境逐渐恶化的人反而越来越多。

我在之前出版的书里介绍过许多调节肠道环境的方法，都是我认为很有效才推荐给大家的。可是我发现在日益繁忙的日常生活中，不少读者都很难将这些方法坚持下来。然而，

肠道环境的改善，绝非一日之功。

最重要的就是坚持。如果半途而废，肠道环境自然无法得到全面改善。

那有没有无论多忙的人都能坚持下来的方法呢？

我将“可持续性”作为关键词，开始了漫长的摸索。

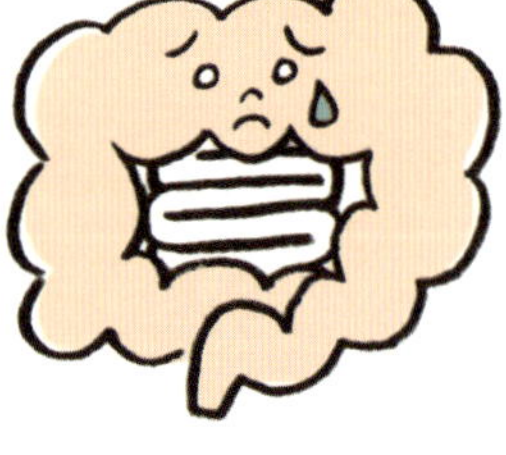

我开始思考，与养成每天运动这类新习惯相比，若能在每天的饮食习惯中，增加些有益于肠道的事，是不是更容易坚持呢？

烹饪步骤尽可能精简、不费功夫的食物，

随时随地可以吃的食物，

所含成分有益于肠道的食物……

我多方寻找，却一直没有找到，直到某一天，

我看到一条信息，突然来了灵感：

香蕉中含有大量抗性淀粉。

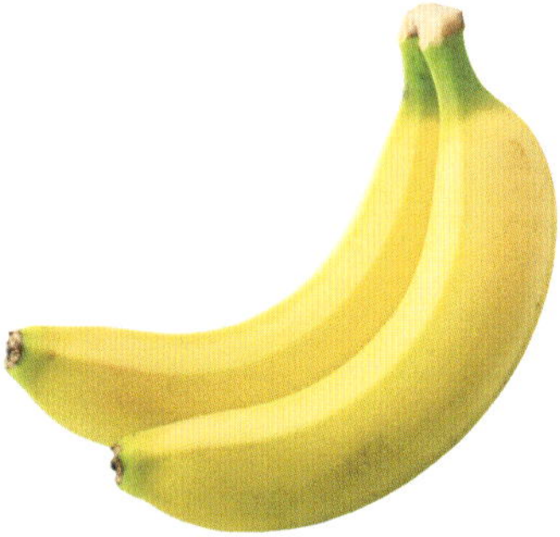

抗性淀粉是一种难消化的淀粉。**这种淀粉兼具两个优点**，第一，它具备**不可溶性膳食纤维的特点，**

在到达结肠前不会被消化，能增加排泄物体积、润肠通便；第二，它还具备

可溶性膳食纤维的特点，能作为肠道益生菌的食物，有助于改善肠道环境。由于以上这些特点，**抗性淀粉又被称为超级膳食纤维。**

此外，**它还具有延缓餐后血糖值上升、产生持续饱腹感的作用。**

香蕉不仅含抗性淀粉，还含有大量其他有益于肠道的营养成分。而且它吃起来很方便，**既不用切、也不用洗，剥皮就能直接吃，**容易携带，不容易吃腻。

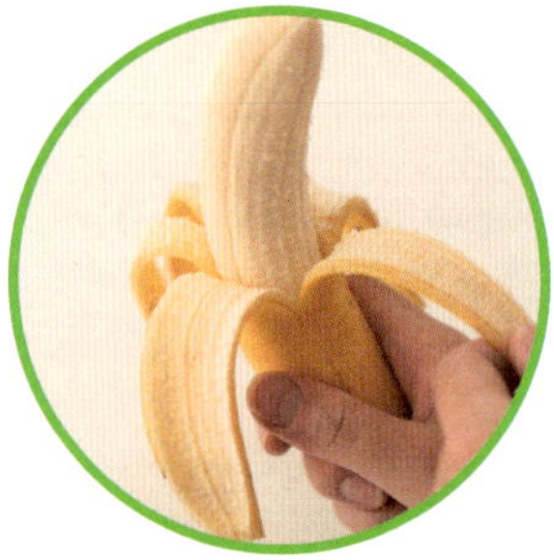

香蕉随处都有售卖，一年四季都能在超市、便利店买到。

而且，使用香蕉烹饪菜肴，还可以减少白砂糖的用量。

了解香蕉的众多优点后，我开始研究其效果。

初步结果表明，每天吃2根香蕉，持续2周后，约半数参与研究的人发生了以下改变：

- 肠道环境改善
- 自主神经功能改善
- 精神压力减轻
- 情绪改善

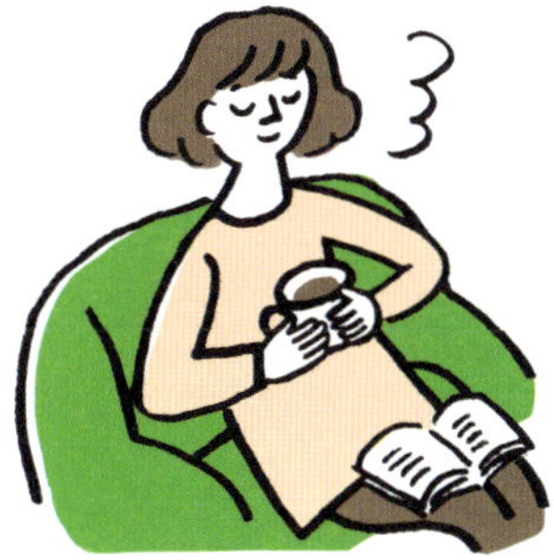

我在2022年日本抗衰老医学会上发表了关于这4种效果的研究。

本书将介绍能够有效调节肠道环境的“香蕉清肠术”。虽然香蕉随时随地都能吃，但要最大限度地发挥其优点，还需要一些小窍门。

例如，你知道以下3根香蕉中，**最适合用来清肠的香蕉是哪一根吗?**

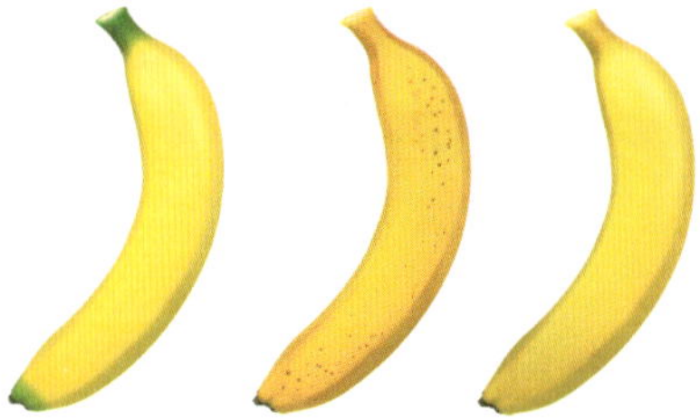

在本书中，你会发现正确答案及其理由。

只要了解该怎么选、怎么吃香蕉，并将它融入生活中，就能将“香蕉清肠术”的效果最大化。

我衷心希望，“香蕉清肠术”能为您的身心健康贡献一份力量。

小林弘幸

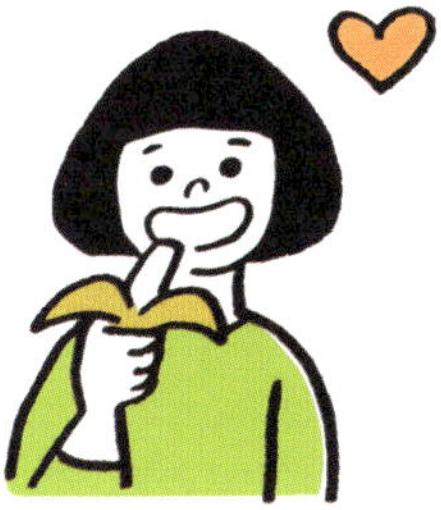

目录
CONTENTS

第 1 章
好的肠道环境需要什么

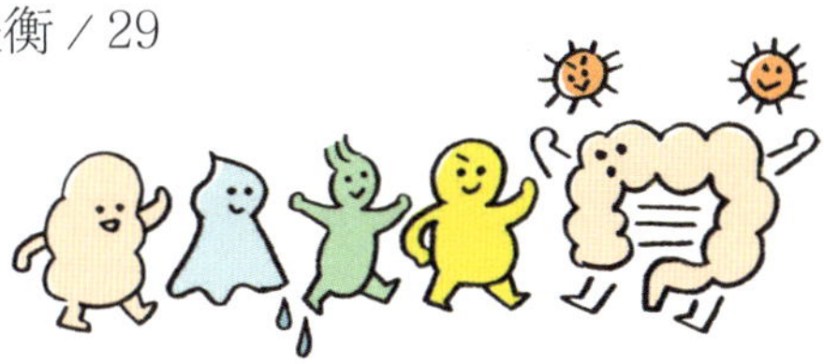

第2章 现在就开始用香蕉清肠吧

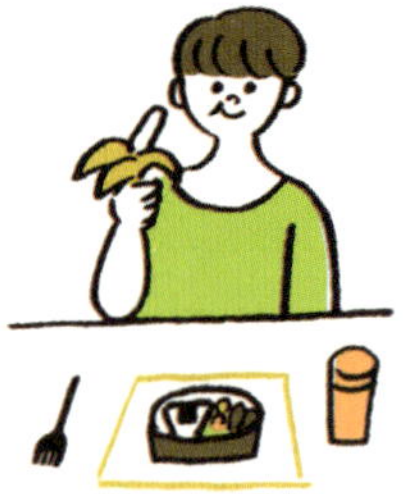

第3章

靠“香蕉清肠术”度过健康愉悦的每一天

第4章

乐享清肠的4款香蕉零食

第 5 章

更多乐享清肠的香蕉料理

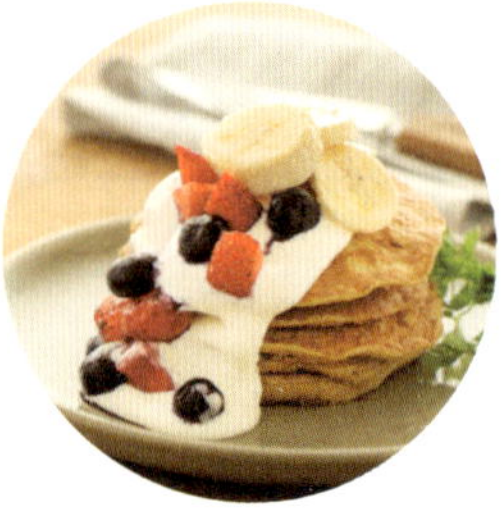

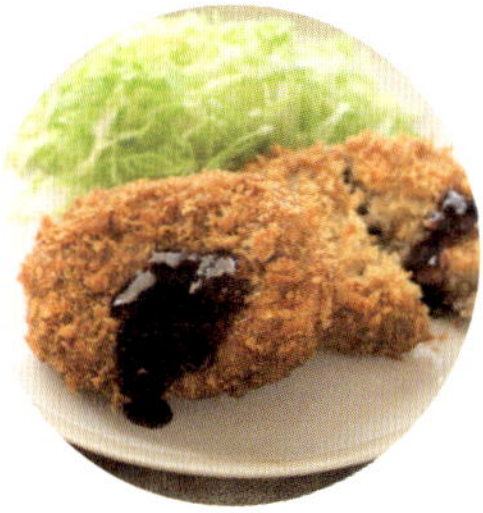

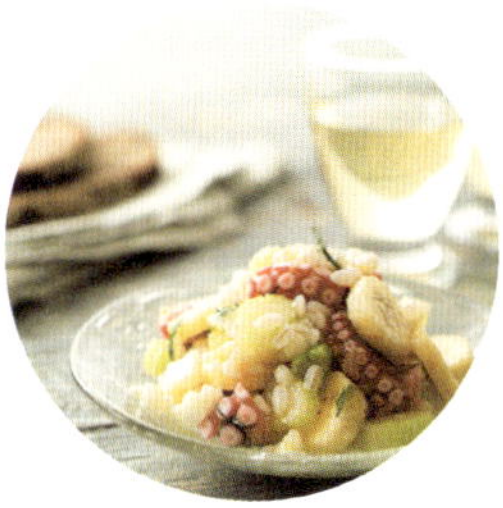

把香蕉当作晚酌小菜

香蕉下酒菜

用香蕉烹饪可减少甜味调料的用量

香蕉午后零食

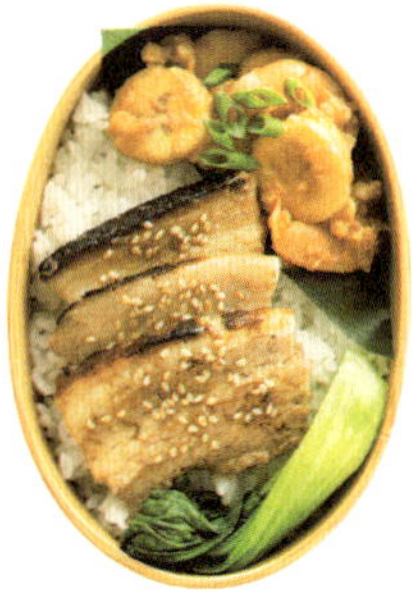

第 6 章

浑身是宝——香蕉皮的妙用

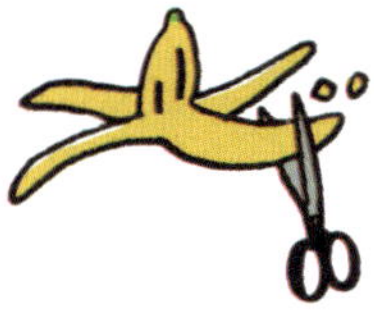

第 1 章

好的肠道环境需要什么

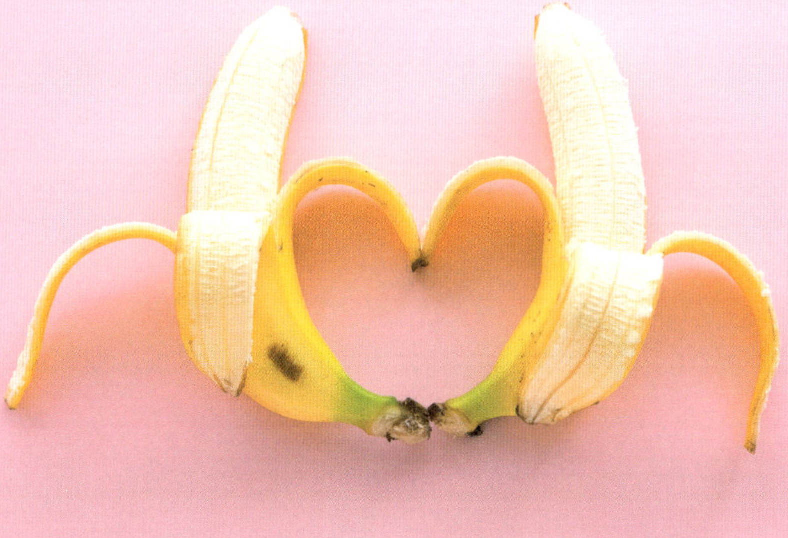

如今，肠道不适或在不知不觉间由于

“肠道疲劳”而身心不适的人越来越多。

怎样做才能调整肠道状态、

保持肠道健康呢？

本章将告诉大家如何才能正确清肠。

为什么要清肠

“肠道是人体的第二大脑。”“肠道功能紊乱会使免疫力下降，引发多种疾病。”——最近，越来越多的人开始关注肠道健康。

然而，尽管肠道对身心健康的重要性已广为人知，但我仍发现**饱受便秘、腹泻等肠道不适及其引发的身心问题困扰的人不在少数。**

肠道通过神经递质、激素等与大脑密切联系，所以对外界环境变化引起的焦虑和压力十分敏感。因此，身处现在的时代浪潮之下，肠道的疲惫程度超乎我们的想象。

除了心理层面，人们的生理活动也与肠道大有关系。

运动与肠道看似毫无关系，但从背部斜穿过腹部直达大腿根部的髂腰肌，却具有辅助肠道排便的作用。此外，**现代人**

肠道在不知不觉间已疲惫不堪

压力

日常生活中蓄积的压力会对肠道造成恶劣影响。

忙碌

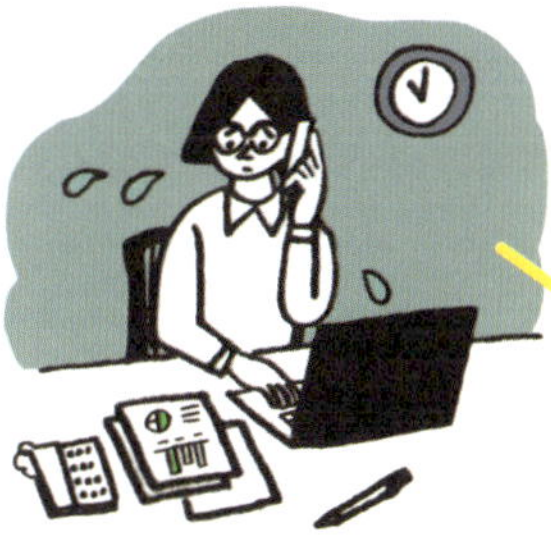

长期忙碌无暇休息，与大脑相关联的肠道也会疲劳。

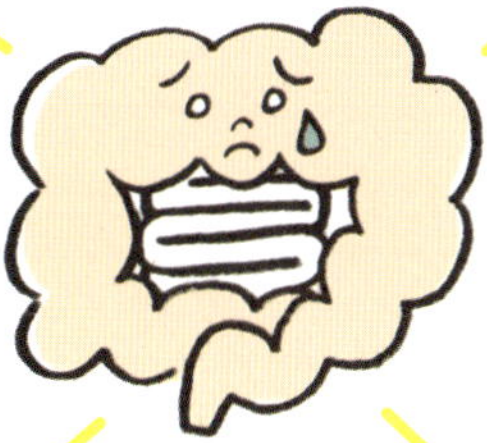

孤独、焦虑

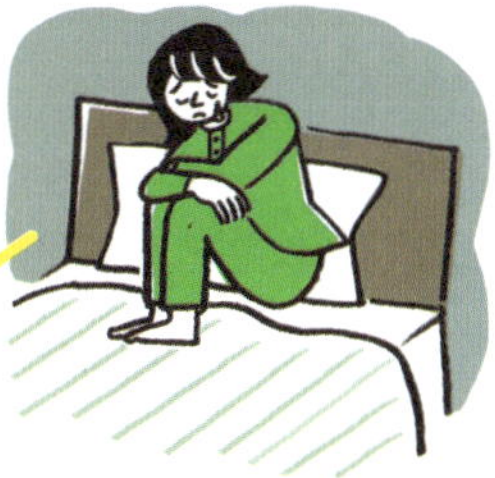

孤独感与焦虑从大脑发出，经自主神经传递给肠道，引起肠道疲劳。

进食过多、偏食

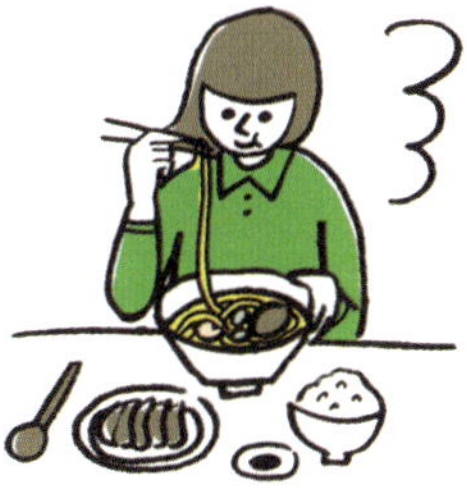

不仅是进食量，进食的质量也会对肠道环境造成较大影响。

不良生活习惯

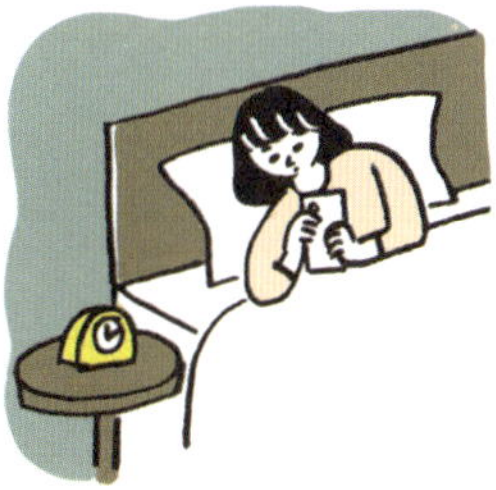

睡前看手机等行为会导致休息不好，也不利于肠道环境。

还有很多不利于肠道健康的生活习惯，久坐就是其中一项。

2011年，悉尼大学的研究人员调查了20个国家及地区的成人平时坐着的总时长，其中日本人的中位数为每天420分钟（7个小时），比整体中位数每天300分钟（5个小时）多了2个小时。虽然这不是最新的数据，但只要多观察人们现在的生活和工作方式，就会发现这一情况可能并没有得到改善。

有研究表明，**久坐的人容易肥胖，罹患糖尿病、癌症及致死率高的疾病的风险也有所增加。**不仅如此，久坐对肠道同样不好。长时间保持坐姿，肠道的蠕动会相应减缓，导致排便不畅，进而引发肠道功能紊乱。不少人过去的生活习惯可能已经造成肠道疲劳，随着近年来压力增大、运动不足，这一情况变得更加严重。

此外，抑郁症也与肠道环境的恶化有关。如今，被抑郁症所困的人越来越多，这一精神障碍也可能是肠道功能紊乱的表现之一。

因此，为了阻止问题进一步恶化，我们需要着手调节肠道环境，让疲惫不堪的肠道恢复健康。

话虽如此，但我发现人们很难切实感受到“最近肠道很累”。

如果严重的便秘或腹泻持续几个星期，人们可能就会觉得的确有些问题，但如果只持续几天，不少人就不会太在意或者直接放任不管。因此，我所接诊的大部分患者都是在症状严重后才来就医的。

放任不管会让肠道更加疲劳，出现“没有干劲”“身体疲惫”“容易感冒”“瘦不下来”“皮肤粗糙”“睡不好觉”等各种身心不适。罹患抑郁症、大肠癌等疾病的风险也会升高。

为避免这些情况，尽早察觉肠道的疲劳至关重要。例如，起床时可以习惯性地摸摸肚脐周围皮肤的温度，如果感到比平时凉，那就说明肠道有些疲劳。如果**屁异常地臭，也可能是肠道疲劳的表现。**

大家可以对照下一页的“肠道疲劳度确认表”进行自测，看看自己的肠道是否已在不知不觉中疲劳不堪。

你的肠道疲劳度是?

肠道疲劳度确认表

大便的形态和生活习惯能反映肠道环境的状态。

		是	否
1	平时会便秘，不能做到每天排便	□	□
2	大便发硬或腹泻	□	□
3	会突然感到便意或完全感觉不到	□	□
4	排便后有腹部僵硬或大便残留的感觉	□	□
5	不感到喉咙发干就不喝水	□	□
6	吃饭时间不规律或只要肚子饿就吃东西	□	□
7	饮食以肉为主，很少吃发酵食品	□	□
8	每天的起床时间毫无规律	□	□
9	洗澡大多只淋浴（不泡澡）	□	□
10	经常一整天都不怎么走路，运动不足	□	□

有 0 ~ 1 个

非常健康

肠道处于健康状态。请保持现在的生活方式，保养好肠道。

有 2 ~ 3 个

稍微有些疲劳

现在虽然没问题，但今后可能会出问题。

有 4 ~ 6 个

疲劳

肠道处于疲劳模式。这样的生活持续下去，身心可能出现不适。

有 7 ~10个

超级疲劳

肠道在发出求救信号！请立即改变生活习惯，开始清肠！

*如果选项1~4中的“是”比较多，就说明肠道疲劳的可能性更大，建议立即清肠。

通过清肠，打造健康的身体

调整肠道状态、保证肠道健康，会带来各种好处。

首先，**便秘、腹泻等问题会烟消云散。**此外，还有望获得其他保健效果。我在这里介绍其中有代表性的几种。

・提高免疫力

在病毒环伺的当下，提高免疫力的重要性备受关注，这是因为能保护身体、防御病毒等外敌的正是免疫细胞。**人体70%的免疫细胞集中在肠道**，只有肠道健康，免疫系统才能正常工作。

・调节自主神经功能

简单说来，自主神经能够调节内脏活动、代谢、体温等身体功能，时时刻刻都发挥着控制身体的作用。

如果这种“指挥部”的作用发挥不好（自主神经功能紊乱），身体的各种功能也会随之失调，**引起头痛、失眠、肩部僵硬、疲劳不易缓解、浑身倦怠等各种身心不适。**

自主神经还控制着胃肠蠕动。如果自主神经功能紊乱，蠕动也就无法照常进行，胃肠功能就会失调，引发便秘，导致肠道环境进一步紊乱。近年的研究发现，如果能消除便秘、腹泻并调节肠道环境，自主神经功能也能相应恢复。

因此，保持肠道健康，也有助于调节自主神经功能。

·减轻压力，内心变得强大

大脑与肠道通过自主神经密切相连，因此，大脑感受到的压力会传递给肠道，导致肠道状态变差。然后，这种不好的状态又会影响大脑，形成恶性循环。有些人紧张时会感到肚子痛或腹泻就是这个原理。大脑与肠道的这种关联机制叫作“肠脑轴”。

实际上，被称为幸福激素、让大脑产生幸福感的神经递质——血清素（5-羟色胺），有90%是由肠道产生的；合成多巴胺所需的维生素，也是栖息在肠道内的肠道细菌产生的。

也就是说，调节肠道环境，让其中的肠道细菌更活跃，就会促使大脑感到幸福，让人变得更加积极，从而减轻人们的精神压力。

·改善皮肤状态

我想，很多人都有这样的经历：当积累太多精神压力时，不仅肠道状态会变差，皮肤也会变粗糙。

肠道功能紊乱，无法排出有害物质，会使有害物质随着血液扩散到全身，当它们在皮肤处蓄积时，就会扰乱皮肤的新陈代谢，导致皮肤变差。

肠道不适最容易在皮肤上得到体现，因此，当脸上起小疙瘩或是皮肤变得粗糙影响到护肤或化妆效果时，就要怀疑是不是肠道环境出现了问题。

此外，还有几项研究结果也说明，人们想要保持长期的健康，就需要保证大脑健康、保持肌肉量，而这与肠道也大有关系。

日本国立长寿医疗研究中心健忘中心副主任佐治直树与日本东北大学、久留米大学等合作开展的研究表明，认知障碍患者肠道内的有害菌多、有益菌少。

日本京都府立医科大学从2017年启动的医学调查也显示，与摄入的蛋白质相比，肠道细菌——丁酸梭菌与人体肌肉量的相关性更大。

也就是说，调节肠道环境、保持肠道健康，很可能也有助于长期卧床不起的老年人保持肌肉量。

清肠最重要的是“坚持”

读到这里，很多朋友可能会问：“怎样才能调整肠道、保持肠道健康呢？”

在众多方面中，最值得重视的就是运动与饮食。

我们在网络上可以搜集到很多专家介绍的肠道调节方法，但在从中挑选之前，首先要摆正自己的选择标准，要按照“怎样做才能坚持”而非“多久才能出效果”的原则寻找适合自己的方法。

我在前文说过，肠道通过神经、激素等与大脑紧密相连，会对外界环境变化、焦虑引发的精神压力等因素敏感地做出反应。

此外，肠道又是食物消化的必经之路，因此很容易受到饮食的影响。也就是说，它会因日常生活方式的变化而变化。正因为如此，**认为“肠道变好了，清肠到此结束”就大错特错了。**即使短期内肠道状况有所好转，如果生活习惯又变差，那么好不容易调整好的状态就会因为没有持之以恒而立即恶化，先前的努力也会付诸东流。

以往我提出各种对肠道环境有益的运动方法与饮食方法，就是希望大家可以找到能让自己坚持下去的方法。至于哪种方法更能持之以恒，是因人而异的。

刚才说过，保持肠道健康必须注意运动与饮食，不过坚持运动对之前没有运动习惯的人来说，等于在日常生活中增加新事项，而且下决心坚持运动也是很难的。

当然，通过力量训练锻炼身体是有益身心的好习惯，工作间歇也可以时常伸展一下身体，或者坐着左右扭动上半身。

大家可以先从这些能在日常生活的间隙里完成的运动做起，再慢慢探索适合自己、能坚持下去的有益于肠道环境的运动。

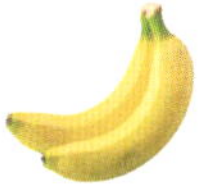

清肠效果最佳的营养成分——超级膳食纤维“抗性淀粉”

接下来，我们来具体讲一讲调节肠道、保持健康需要注意的第二件事——饮食。

饮食方面就不需要我们养成新的习惯了，只需改变以往的饮食方式，相对来说可能更容易实现。

我想大家都听过“食用富含有益菌的酸奶等发酵食品可以调节肠道环境，保持肠道健康”的说法。

肠道中住着各种肠道细菌，数量可达100亿个，总重量约1.5 kg。

肠道细菌中，有益菌可抑制肠道内的有害菌增殖，并在肠道内“发酵”，从而产生有益于身体的成分；相反，有害菌会产生氢、氨等对身体有害的成分，引发身体“腐坏”。

有一种饮食方法是建议人们适当吃一些含乳酸菌、双歧杆菌等有益菌的酸奶、味噌、纳豆、腌菜、辣白菜、醋、奶酪等发酵食品，从而增加肠道内的有益菌。

不过，发酵食品的保健效果因人而异，人们需要按照自己的实际身体情况和喜好选择。

我们常说，多样性造就丰富多彩的社会。这句话在肠道的世界也同样适用，不能一直吃相同的食物，可以根据自己身体状况的变化，**吃2种左右适合自己的发酵食品**。

不过，通过饮食摄入的有益菌并不会立即就在肠道内开始工作，也并没有想象中那么简单就能发挥作用。肠道细菌在肠道中相辅相成，但同时也日夜开展着激烈的生存竞争。**老细菌耀武扬威，新加入的细菌就难以生存，迟迟无法扎根。**

因此，我们才需要定期摄入有益菌，将其送到肠道内，虽然新的有益菌可能迟迟难以扎根，但却可以激活已存在于肠道中的有益菌，促进其增殖。

想要激活肠道中的有益菌，要做到以下2点：

· 打造有利于有益菌生存和繁殖的肠道环境

· 投喂有益菌，保持其活力

有益菌和我们人类一样，只要能吃上美食，同时又能在舒适的空间工作，就会充满活力。而膳食纤维正有助于实现这2点。

由于人体内的消化酶无法消化膳食纤维，因此它会直接作用于肠道。膳食纤维一般分为2种：可溶于水的与不可溶于水的。其中，能为有益菌打造舒适肠道环境的是不溶于水的“不可溶性膳食纤维”。对有益菌而言，舒适的空间就是指没有代谢废物和粪便堆积的环境。

有害菌以粪便为食，代谢废物堆积使有害菌增加，肠道内就会形成不利于有益菌生存的恶劣环境。

不可溶性膳食纤维具有能吸收水分等性质，能够发挥以下2个作用：

· 吸附水分与代谢物等，增加大便体积

· 刺激肠道，促进肠道蠕动，从而促进排便

简单来说，不可溶性膳食纤维有助于排便，并能打造

有利于有益菌的生存环境。**胡萝卜、牛蒡等根茎类蔬菜，小麦、黑麦等谷类，菠菜、生菜等叶菜类，大豆、毛豆等豆类，金针菇、香菇等菌菇类食物都含有不可溶性膳食纤维。**

另一种膳食纤维——可溶性膳食纤维则可以成为有益菌的食物。**海带、裙带菜、魔芋、红薯、牛蒡等食物都富含可溶性膳食纤维。**

可溶性膳食纤维溶于水后会变成黏稠的胶状物，不仅可以为有益菌提供食物，还能使大便变软、容易排出。

有益菌能产生有益于肠道环境的物质，而绝大多数可溶性膳食纤维都可作为能产生这种有益物质（详情见第27页）的有益菌的食物。

因此，摄取这两种膳食纤维对肠道健康很重要。除此之外，另一种成分也逐渐进入人们的视野，受到大家的关注，那就是**抗性淀粉。**

抗性淀粉，顾名思义，可以理解为“难以被消化的淀粉”。这种淀粉较其他淀粉难降解，在小肠中都不能被酶解，在体内消化缓慢，被吸收后进入血液也较缓慢。

抗性淀粉的优势在于兼具不可溶性膳食纤维与可溶性膳食纤维的功能。它既能清理肠道、打造有利于有益菌的生存环境，又能为肠道内的有益菌提供食物使其充满活力，可以被称为**“清肠双面手”**。

由于这种效果，抗性淀粉可谓已超越膳食纤维，因此具有“超级膳食纤维”的别称。

大麦等谷类，红薯、马铃薯等薯类，大米都富含抗性淀粉。

抗性淀粉超厉害!

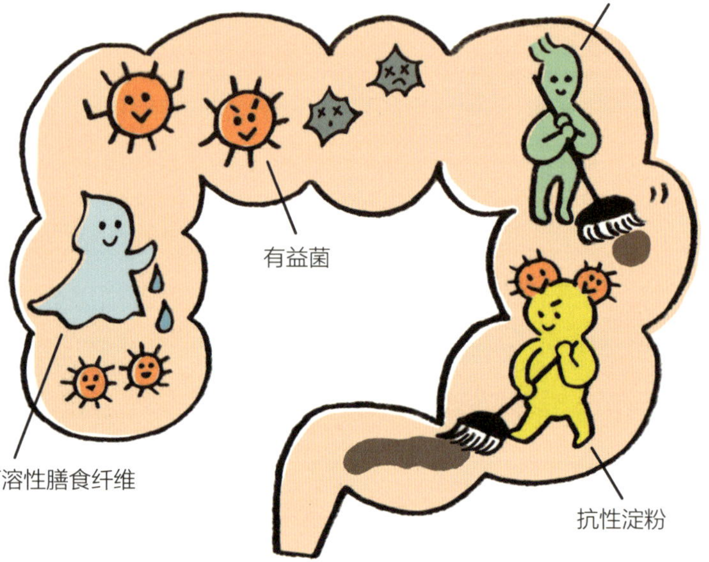

1 为有益菌提供食物

2 增加大便体积、促进肠道蠕动

抗性淀粉兼具不可溶性膳食纤维与可溶性膳食纤维的功能，在为有益菌提供食物的同时，还能吸收水分膨胀，增加大便的体积，促进肠道蠕动，改善便秘，是肠道的“超级英雄”。

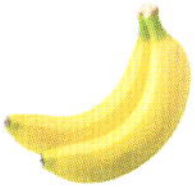

每日如何补充抗性淀粉

那么，如何在日常饮食中补充抗性淀粉呢？我推荐大家吃香蕉。我将利用香蕉达到清理肠道目的的饮食方法称为“香蕉清肠术”。选择香蕉的理由主要有2个。

首先，**香蕉不仅同时含有不可溶性膳食纤维和可溶性膳食纤维，还富含抗性淀粉。**

虽然面包、米饭等主食也含有抗性淀粉，网络上也有米饭变凉后抗性淀粉会随之增多的说法，但是，香蕉的抗性淀粉含量更高。不过，不同成熟度的香蕉，其抗性淀粉含量各异，因此需要进行挑选（详见第46页）。

其实单纯从含量上来看，牛蒡的膳食纤维含量更多，蒸熟冷却后的土豆的抗性淀粉含量也比香蕉高。

然而，对于不常做饭或者忙于工作的人来说，每天思考怎么用牛蒡做菜，或每天将蒸熟的土豆放凉后再制成沙拉，并非容易的事，之前说过的发酵食品也有这个问题。

不过，热爱做饭或者有时间和条件的人可以有意识地常吃牛蒡和土豆。而对于没有条件的人，**选择吃香蕉可能是更容易坚持下去的饮食方法。任何事如果不能持之以恒，就失去了**

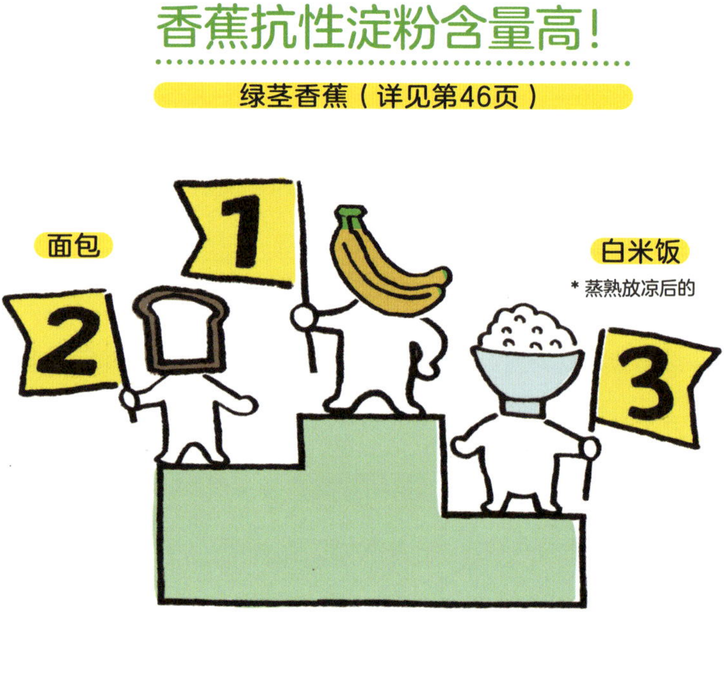

意义。

因此，方便食用就是我推荐“香蕉清肠术”的第2个理由。如前述，无论某种方法效果如何，如果不能持之以恒，先前的努力就会付诸东流。

香蕉不用洗、剥皮后立刻就能吃，方便携带，在办公室或外出都能吃。而且，香蕉在超市、菜场等各处都有销售，全国各地乃至世界各地，无论走到哪里都能买到它。

正如我反复说的，想要改善肠道环境，坚持清肠非常重要。我认为无论从方便购买的角度，还是从味道角度，香蕉都值得推荐给想调节肠道环境、保持肠道健康的人们。

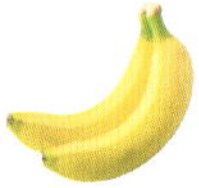

“吃甜的一定会发胖”是一大误解

我向别人介绍每天吃香蕉的“香蕉清肠术”时，总有人说：“感觉香蕉很甜，天天吃容易发胖。”

可能是因为香蕉又甜、饱腹感又强，所以人们往往以为香蕉热量高，但其实这是一大误解。

一根香蕉（可食部分100 g）的热量约为289 kJ，比同重量蛋糕、冰激凌、米饭、面包等的热量低，大概与半碗米饭（约82 g）的热量相当。

此外，每100 g香蕉中脂肪含量仅为0.2 g。

可见，即便与同等营养价值的牛油果（每100 g含17.5 g脂肪）相比，香蕉的脂肪含量也是非常低的。

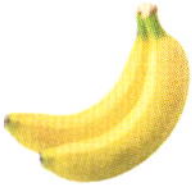

香蕉是低GI食品

另一个吃香蕉不容易发胖的依据就是**香蕉的GI值很低。**

GI值即血糖生成指数（Glycemic Index），是指某种食物升高血糖的效应与相当量葡萄糖升高血糖的效应的比值，反映了一个食物引起人体血糖升高的能力，也是判断摄入这种食物后是否容易发胖的标准之一。

人体摄入糖类后血糖值会上升，胰腺就会分泌降低血糖值的激素——胰岛素。**胰岛素具有把血液中的糖类转化为脂肪并将其贮存在体内的作用。**而这里的关键是血糖值的变化速度。

如果血糖值急速上升，大脑会立刻做出判断："必须分泌更多的胰岛素，赶快降低血糖值！"这会形成**血糖值上升速度越快，越容易贮存脂肪、越容易发胖**的生理机制。

不仅如此，血糖值的急速上升还会导致其急速下降。

如果血糖值急速下降，大脑就会极度想要摄入更多的糖类，它会因此调控我们的其他器官，使我们产生空腹感和食欲，这容易引发暴饮暴食。

摄入GI值低的食物（低GI食品），由于消化吸收相对缓慢，血糖值便不容易上升，也就不容易在身体里贮存脂肪。

让人总想吃的甜点、零食基本都是高GI食品，减肥人群

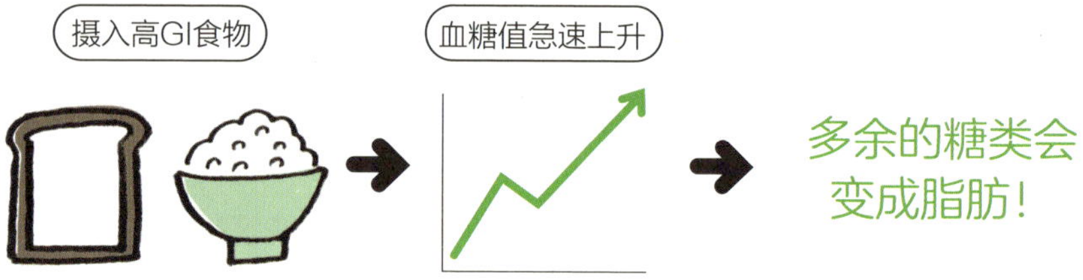

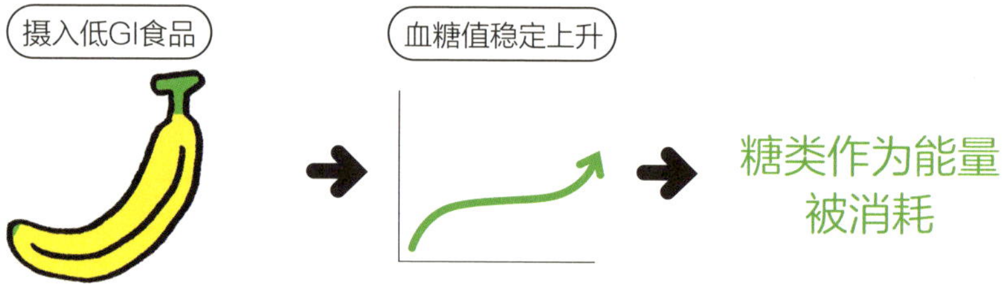

需要对这些食品加以控制。此外，精制白砂糖与小麦粉等同样也是高GI食品。

不过，也不能一概而论“甜的=高GI值”。

例如，不那么甜的仙贝，GI值高达91，减肥时就应该避免摄入。再比如，**西瓜看起来很健康，GI值却也高达80。**

而香蕉中，**绿茎香蕉的GI值为41，熟透的、带有褐色斑点的香蕉GI值为52，**都是偏低的GI值。

香蕉的GI值之所以低，就是因为膳食纤维与抗性淀粉具有延缓血糖值上升的作用。

当然，吃香蕉也需要适量。虽然相较于其他食材，它的热量与GI值都较低，但是如果摄入过多，依然有发胖的风险。

零食、主食和水果的GI值与热量

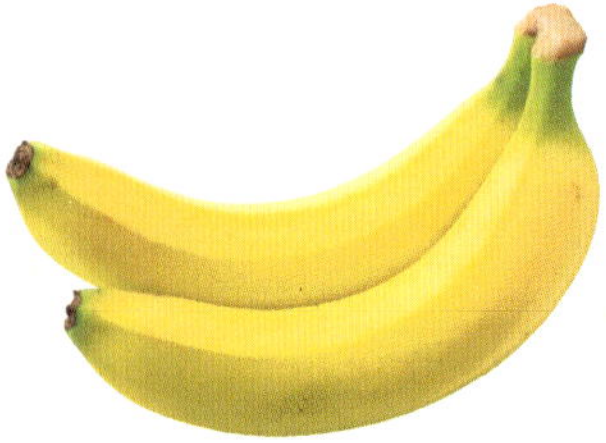

香蕉

热量 389 kJ　GI值 41

*以绿茎香蕉为例

与主食相比

	热量（kJ）	GI值
米饭	473	89
吐司面包	1038	83
乌冬面（生）	1042	62
意大利面（干）	1452	56

与零食、水果相比……

	热量（kJ）	GI值
仙贝	1540	91
冰激凌	745	62
菠萝	226	51
西瓜	172	80

*以100g进行比较。

香蕉有一定热量，
但绝不是高热量食物！
而且，香蕉的GI值也很低哟！

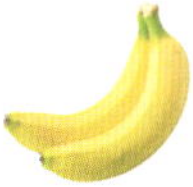

吃香蕉有助于打造易瘦体质

吃香蕉不仅不容易让人发胖，实际上还有助于打造易瘦体质。这其中的关键就在于肠道中的有益菌。

我在前文第16页中讲到，可溶性膳食纤维和抗性淀粉可作为有益菌的食物，有益菌吃下它们会产生短链脂肪酸。短链脂肪酸由双歧杆菌、丁酸梭菌等肠内有益菌产生，包括乙酸、丁酸、丙酸等。

短链脂肪酸会作用于人体的脂肪组织，发出“不要再摄入脂肪”的指令。这样，脂肪的合成就会受到抑制。此外，它通过促进胰高糖素样肽-1（GLP-1）的分泌，让人感到饱腹感，从而防止过量进食。有研究表明，短链脂肪酸还会使体温上升、心跳加快，**促进新陈代谢，助力瘦身。**

我会在后文第66页详细说明香蕉还含有低聚果糖。这也是有益菌的食物之一，可以使有益菌更容易产生短链脂肪酸。

因此，吃香蕉能够调节肠道环境，促进有益菌产生更多的短链脂肪酸。

除此之外，香蕉富含维生素B_1、维生素B_2、维生素B_5、维生素B_6、维生素B_{12}、烟酸、叶酸、生物素（维生素H）等，且比例均衡。最近的研究发现，**有意识地多摄入B族维生素，可以促进身体三大营养素（糖类、蛋白质、脂类）的代谢，从而提高减肥效率。**

由此可知，香蕉不仅热量低，还含有大量有助于人们打造易瘦体质的营养成分。

吃香蕉有助于避免营养失衡

有些人可能会疑惑：“我这样每天吃香蕉不会营养失衡吗？”

当然，每天只吃香蕉不能补充每日所需的所有营养素。因此，除了吃香蕉外，还要注意饮食均衡。

香蕉中并没有含量十分突出的营养成分，其中的碳水化合物、维生素、矿物质、膳食纤维等比例均衡。而且，它还含有有助于维持肌肉量的蛋白质，虽然含量不多，但这在水果中已十分罕见。

因此，巧妙地将香蕉纳入每日的饮食中，能助力身心健康，预防多种疾病。

吃1根香蕉（100 g）可以摄入这些营养！

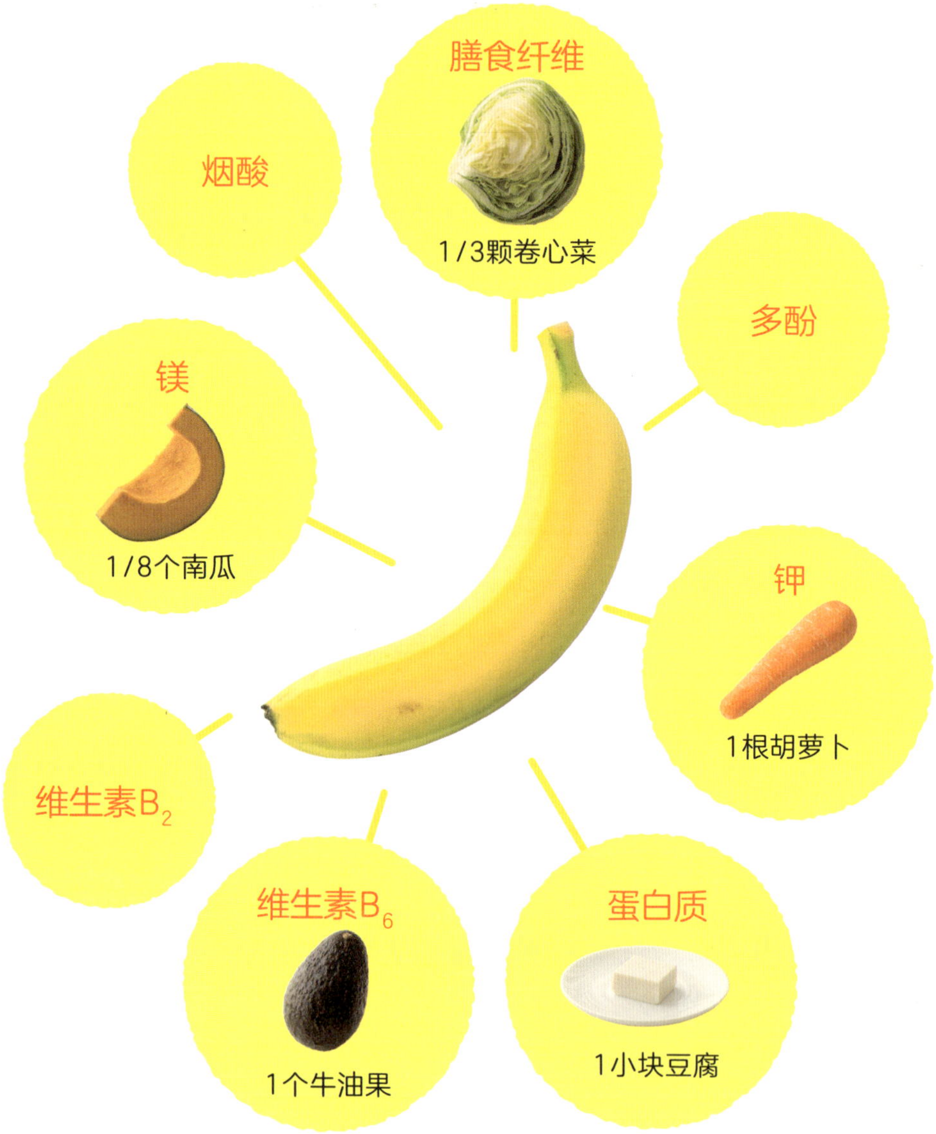

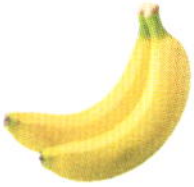

“甜”不一定“坏”！适度摄入糖类有利于坚持

如今，控糖饮食在减肥人群中十分流行，越来越多的人“闻甜色变”，稍微吃一点甜味食物就会充满负罪感，吃香蕉也不例外。

其实，摄入“甜食”也不是一无是处。

当我们摄入糖类后，大脑会分泌被称为幸福激素的5-羟色胺（血清素）与β-内啡肽，让人产生“真甜、真好吃”的幸福感。这种幸福感才是能让我们一直坚持下去的动力。而且，人们总感觉甜食会在不知不觉间吃多，这是因为糖类有一定的成瘾性。但是从积极的角度来说，适量摄入甜食**有助于让我们长期坚持某种饮食习惯。**

我在前文一直强调，“坚持”对清肠至关重要。香蕉的糖分适度，就容易坚持这方面来说正适合用来清肠。

孩子、老人也可以用香蕉清肠

说起清肠，大家总觉得这是20~40岁的女性为了美容与健康才会做的事情，然而实际上，不少孩子和老人也在饱受便秘的困扰。

儿童便秘的重要原因是“饮食生活紊乱”。

偏食、挑食，平时摄入的膳食纤维少、脂肪多……饮食生活中营养不均衡是便秘的罪魁祸首。

孩子本人常会忽视自己便秘的情况，因此，家长可以对照第34页的内容辨别孩子是否便秘。

老年人的便秘情况更加严重。其中的原因是年龄增长导致肠道功能下降、饭量减少，从而致使膳食纤维摄入量减少、大便量减少。

另外，女性在更年期激素失衡的影响下也会出现便秘问题。

希望大家**不要因为一直没有出现便秘的情况就疏忽大意，自认为肠道环境没有问题，**随着年龄的增长，我们都应该尝试清肠，以保持更好的肠道环境。

因此，不妨都来试试利用香蕉清肠。不同年龄层的人都可以吃香蕉，对于咀嚼能力弱的人来说也不会有任何障碍，孩子与老年人更容易实践。

孩子便秘的信号

检查！

- ☐ 一周排便次数少于3次
- ☐ 排便时疼哭了，或大便发硬
- ☐ 有时大便体积太大，甚至堵住马桶
- ☐ 下腹鼓胀，摸上去能感到有大便
- ☐ 大便不畅，多次少量漏便

这些情况也可能与便秘有关！

心情不好

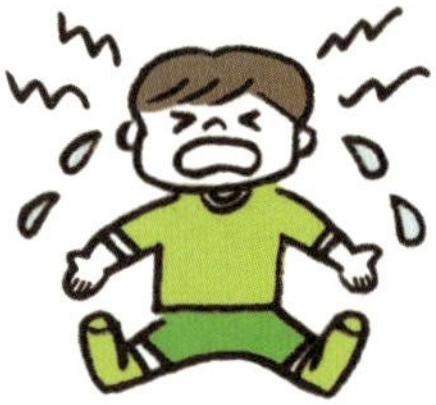

肠道与大脑有相关性。肠道环境恶化会传给大脑，容易导致情绪不佳、心情不好。

食欲下降

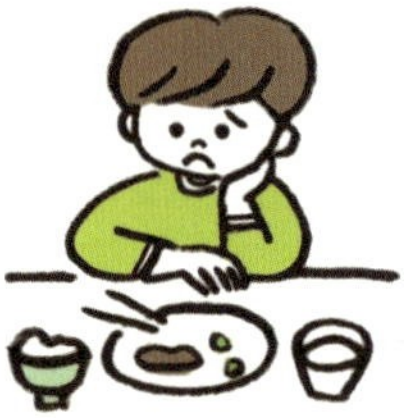

摄食不足，导致肠道蠕动迟钝缓慢，从而引起便秘。

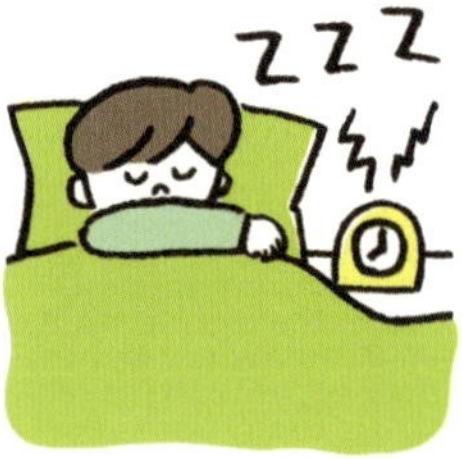

早上起不来

睡前吃饭，就寝期间无法切换成大便排出模式，导致疲劳、早上起不来。

这些行为会导致肠道疲劳？！

导致肠道疲劳的坏习惯

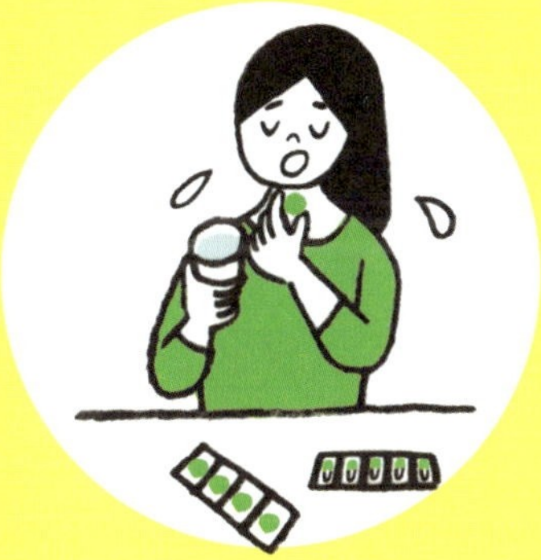

一生病就依赖药物治疗

肠胃因精神压力感到不适时，总想吃肠胃药治疗？滥用胃黏膜保护药物，有时会削弱消化道能力。

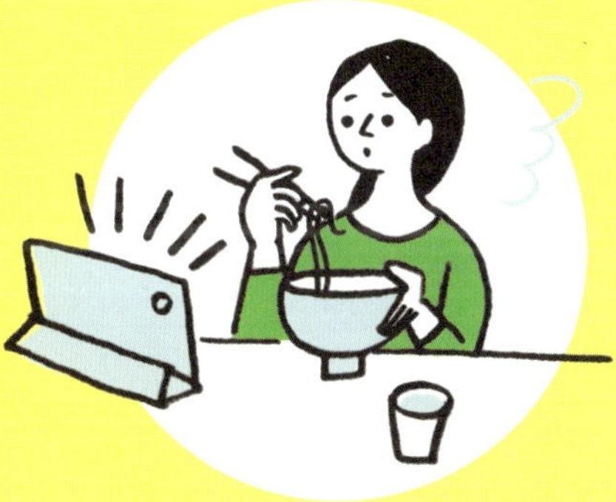

边看电子产品边吃饭

吃饭时精力不集中，咀嚼次数减少，消化能力会因此减弱，对肠道造成负担。建议吃饭时不要看电子产品，养成认真吃饭的好习惯。

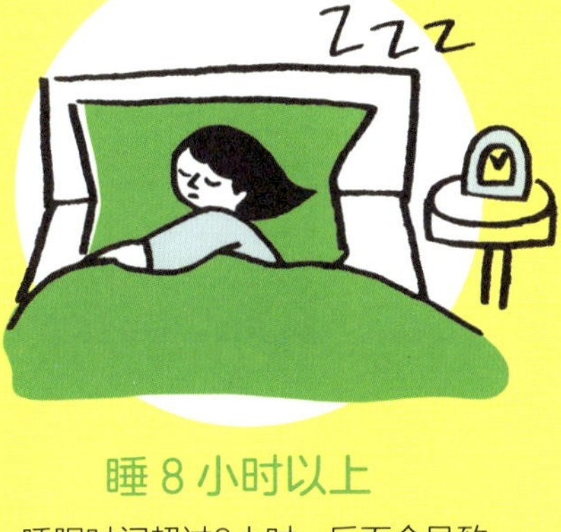

睡 8 小时以上

睡眠时间超过8小时，反而会导致自主神经功能紊乱，对肠道乃至全身造成恶劣影响。成人的理想睡眠时间是6～8小时。

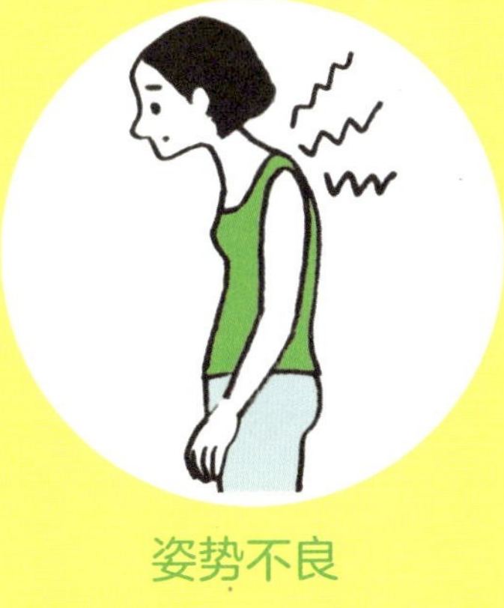

姿势不良

不良的姿势会压迫肠道，还可能阻碍肠道蠕动。平时可以多多拉伸背肌。

第 2 章

现在就开始用香蕉清肠吧

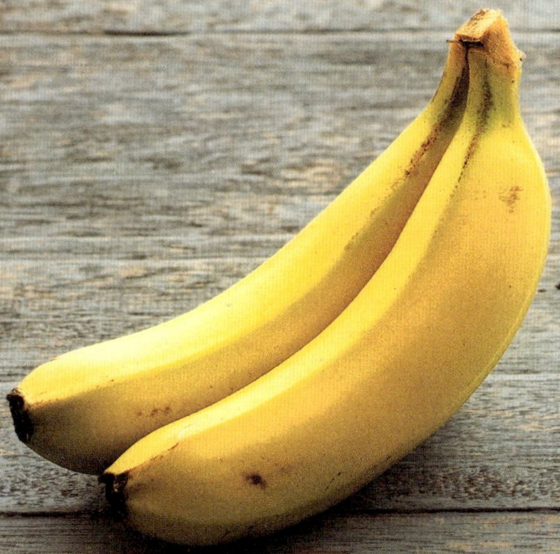

有助于肠道健康的香蕉，
只要选对了、吃对了，
就能达到保健的效果。
学一学如何巧妙地运用香蕉清肠吧。

“香蕉清肠术”的基本要点是1天吃2根

在这个章节，我要开始正式讲解“香蕉清肠术”的具体方法了。

首先，一天吃多少根香蕉为宜呢?

经过多方验证、研究，**结论是1天吃2根。**

日本顺天堂大学汉方尖端临床医学研究室与东京小林医疗诊所的联合团队针对20名健康的成年男女进行了实验。

该团队把他们分成1天吃2根香蕉和不吃香蕉的两个组，在为期两周的时间里，观察他们的肠道环境、压力情况、免疫状态、自主神经活动、情绪起伏等身体和心理层面发生了怎样的变化。

结果，约一半受试者出现了以下变化。

1天吃2根香蕉带来的身体变化

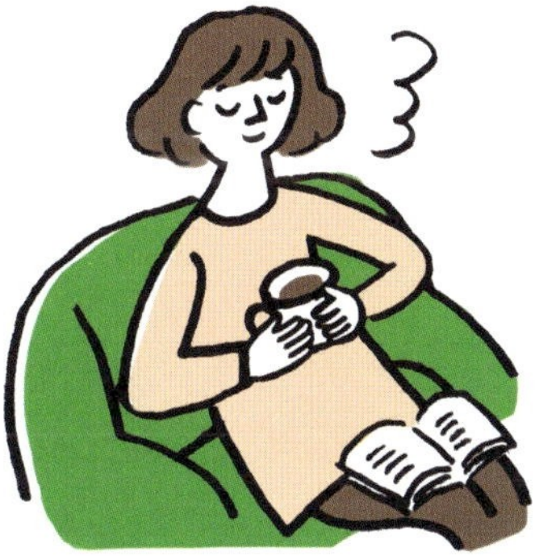

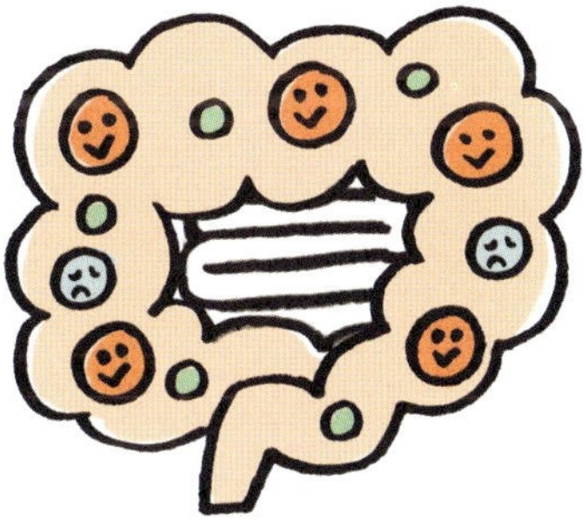

副交感神经占据优势

胃肠蠕动加快，睡眠良好，起床时头脑更清晰，白天更有活力。

肠道环境改善

腹部轻盈，排便顺畅，身心舒适。

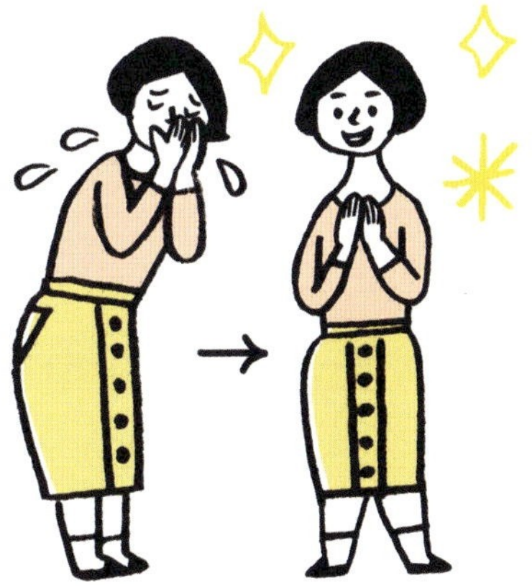

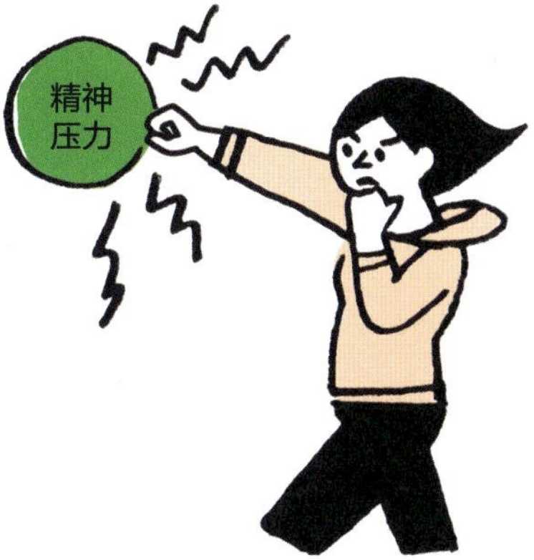

情绪改善

无论做什么都感到开心，情绪稳定。

精神压力缓解

不焦虑，心情放松。

在这里，让我们进一步了解一下研究成果中关于自主神经的部分。

人体中有无数条神经，其中自主神经系统主要负责调节内脏的功能与体温。此外，**自主神经还与鼓起干劲、稳定情绪等精神活动大有关系。**

自主神经又分为交感神经、副交感神经两种。交感神经处于优势地位时，血管会收缩，心脏跳动活跃，血压上升。这样，人就更兴奋、行动更活跃。一般来说，交感神经会在白天处于优势状态，人们因此能更积极地工作、生活。而当副交感神经处于优势地位时，血管会舒张，心脏跳动趋缓，血压下降，身体进入休息模式。也就是说，一般到了夜间，进入睡眠状态或精神放松时，副交感神经就会占优势。

不过，并不是白天只有交感神经在工作，夜晚只有副交感神经在工作。所谓“优势”，大家可以理解为优势方的状态更好，占比更高一些。白天我们在工作间隙休憩放松时，副交感神经也会稍占优势，直到再次回到工作状态，交感神经又会重新占优势。

那么，为什么总听人说“副交感神经占优势好”呢？

这是因为在白天或有压力时，交感神经本就比副交感神经活跃，如果压力过大、长时间工作不休息，交感神经过于活跃，副交感神经几乎不活跃，就会导致自主神经功能紊乱。人们会被其引发的各种症状（详见第1章）所困扰，无法正常工作和生活。

如今大家的生活压力普遍较大、工作时间变长，交感神经总处于活跃状态，导致自主神经功能紊乱的风险提高。因此，才会有人说副交感神经占优势更好。

不过，副交感神经处于优势状态并不代表交感神经就不工作了。

如下一页的图示，进入“悠闲型”的状态后，即使到了必须将身体充分激活的时候，身体也无法立刻活力十足地开展工作。同样，进入“有气无力型”状态后，交感神经与副交感神经的活动都会减弱，身体就处于无法充分发挥各项功能的状态，即使副交感神经占优势也无法改变什么。

理想的状态是交感神经和副交感神经两者状态都好的

自主神经功能分为4种类型

副交感神经 高

悠闲型

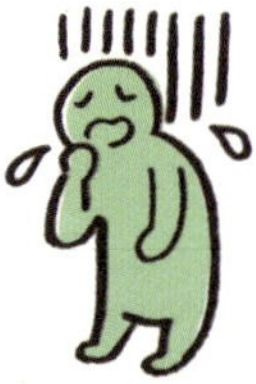

交感神经处于低位
副交感神经极兴奋

副交感神经兴奋，交感神经活跃性太低时，早上会感到昏昏沉沉，一天都没有干劲。

充分发挥能力型

交感神经与副交感神经都处于高位

交感神经与副交感神经都稳定，并状态良好时，就能充分发挥身体具备的能力。

低 交感神经 高

有气无力型

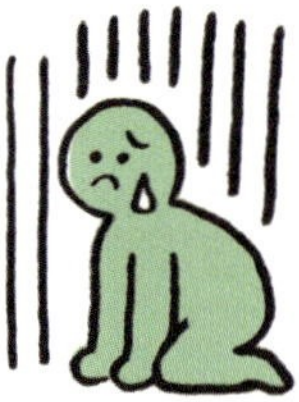

交感神经与副交感神经都处于低位

生活中长期精神压力大、睡眠不足，交感神经与副交感神经的功能都有所下降。

用力过猛型

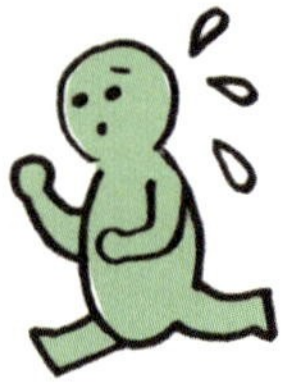

交感神经处于高位
副交感神经不活跃

现代人常见的类型。身心持续处于活跃状态，身体得不到休息。

低

利用“香蕉清肠术”将自主神经功能调整为“充分发挥能力型”

“充分发挥能力型”。

这样，身体需要行动时，交感神经活跃；身体需要休息时，副交感神经活跃，人才能顺利进入放松模式。

开展为期2周的“香蕉清肠”后，两种自主神经都能得到激活，也就是接近“充分发挥能力型”的状态。

如此，副交感神经就能在我们需要放松时充分得到调动并发挥作用，可以帮助我们在如今这个交感神经容易处于优势的生活中更好地缓解压力、调整心理状态。

这次研究结果显示，**受试者调整好肠道与自主神经的状态后，切实感受到了压力减轻等情绪方面的效果，**这让我非常欣喜。

有一种说法叫作“病由心生”，从某种意义上来说，**心理上的不适也是身体不适的表现，心理状况得到改善，则是包括肠道在内身体器官更加健康的证据。**

不过，想让1天吃2根香蕉的清肠效果更好，还需要注意以下问题。

1 不要勉强

虽然很多人喜欢吃或可以接受吃香蕉，但依然有很多人不爱吃香蕉。这部分人如果勉强遵循“必须坚持每天吃2根香蕉”的要求，反而会带来更多精神压力，这就本末倒置了。

如果感觉勉强，也可以从1天吃1根香蕉开始，并巧用从第75页开始介绍的“香蕉菜谱”，慢慢增加摄入量。

此外，香蕉清肠的效果也存在个体差异，如果采取这个方法一段时间后身体状况没有明显好转，就不必勉强坚持了。

2 有一天忘记吃也没关系

即使有一天没有做到1天吃2根，也不必在意。过于在意的话，可能会让人临时中断一次后，就陷入“没意义，停了吧”的想法而不能自拔。

尤其是在养成习惯之前，哪怕有一天忘了，也要抱着积极的心态：“明天跟上就好了。”

3 有宿疾的人要咨询医生

有宿疾的人在尝试“香蕉清肠术”前，请先找自己的主治医师咨询一下。

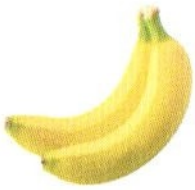

香蕉的3种变化！要想清肠，就吃绿茎香蕉

在前言中我问了大家一个问题：最适合用来“清肠”的香蕉是哪一种？**答案是绿茎香蕉，即茎的部分有绿色残留的香蕉。**

日本岐阜大学应用生物科学系食物成分功能化学研究室开展的实验显示，随着香蕉的成熟，抗性淀粉的含量会逐渐减少。整体呈绿色的香蕉虽富含抗性淀粉，但若综合考虑是否可口及是否容易买到，绿茎香蕉则是更佳选择。

我把这种绿茎香蕉叫作**“膳食纤维香蕉”**，它能帮助我们每天摄入膳食纤维与抗性淀粉。成熟到茎部也变黄的香蕉也不是完全没有清肠效果，但如果能买到绿茎香蕉的话，我建议还是吃绿茎香蕉，清肠的效果会更好。

这种香蕉最有利于清肠！！

绿茎香蕉、黄色香蕉、带褐色斑点的香蕉，
无论哪种香蕉都具备这3点！

促进消化

香蕉中含有的消化酶——淀粉酶能促进消化。

促进代谢

香蕉中含有丰富的钾，有助于让引发高血压的钠和代谢废物随尿液一起被排出体外。

改善失眠

香蕉中含有的色氨酸具有放松身心、改善失眠的效果。

买它！

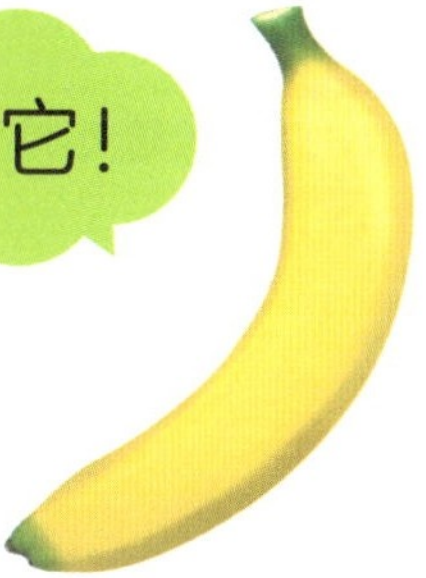

No. 1 绿茎香蕉=抗性淀粉含量高

清肠

这种上下两头仍呈绿色的香蕉一般口感偏硬，甜味较淡，但尚未被分解、糖化的抗性淀粉含量是3种香蕉中最多的，清肠效果也是最好的。

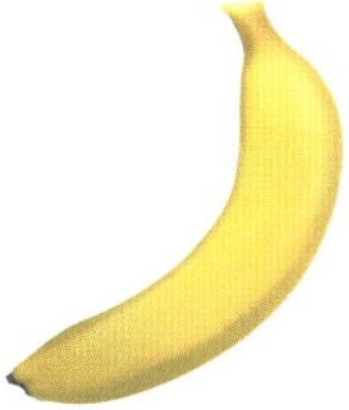

No. 2 黄色香蕉=最常见的类型

美肤 **燃烧脂肪**

甜味十足，能品尝到香蕉特有的浓郁味道。富含能预防皮肤粗糙、皮肤炎症的B族维生素（维生素B_2、烟酸、维生素B_6），具有美肤作用。其中的其他B族维生素、必需氨基酸也具有促进脂肪燃烧的作用。

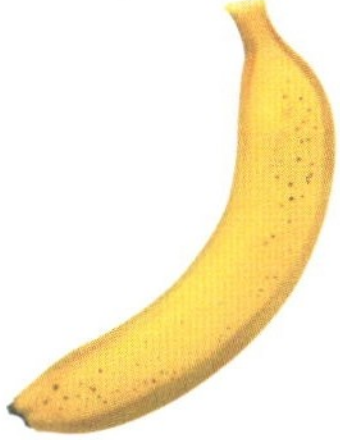

No. 3 带褐色斑点的香蕉=熟透

提高免疫力 **预防胃溃疡**

整体遍布褐色小点，呈熟透状态。触感柔软，甜味浓郁。含有磷脂（多含在蛋黄、大豆、谷类中），有提高免疫力与预防胃溃疡的作用。其中具有抗氧化效果的多酚是3种香蕉中最丰富的。

绿茎香蕉的保存方法

要想保证每天吃2根香蕉，就需要储存一定量的香蕉。可是，香蕉是很容易熟成的水果，今天刚买的**绿茎香蕉如果储存不当，第二天就有可能变成黄色香蕉。**

那么，想让这种“绿茎”状态多保持一段时间，应该怎么办呢?

这时很多人会想到把香蕉放入不接触空气的塑料保鲜袋里保存。然而，这是错误的做法。因为香蕉自身会释放乙烯，这种气体会将香蕉催熟，同时还会把放置在它周围的其他瓜果蔬菜一并催熟。因此，放进保鲜袋里，会使乙烯气体充满袋子，香蕉反而会熟得更快。

另外，把整串香蕉仰放，其整体重量容易把下半部分压坏。而且，香蕉是喜欢温暖环境的水果，常温下很快就会成熟，太冷则会造成低温冷害。

综合考虑以上情况，我建议**将香蕉从袋中拿出来，一根一根地分开，使其不至于被整体的重量压坏，然后用报纸包好放入冷藏室**，方法如下图所示。

不过，冷藏室的温度因冰箱而异，要注意不要将其冻坏。

用冰箱长时间保存绿茎香蕉的诀窍

1 一根一根分开

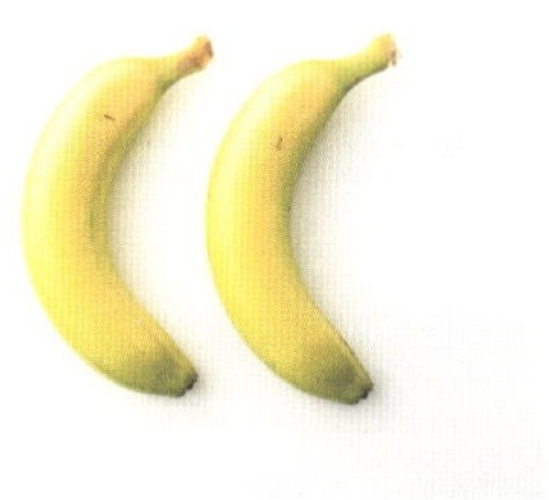

从袋中取出，把成串的香蕉一根一根分开。

2 用报纸包住

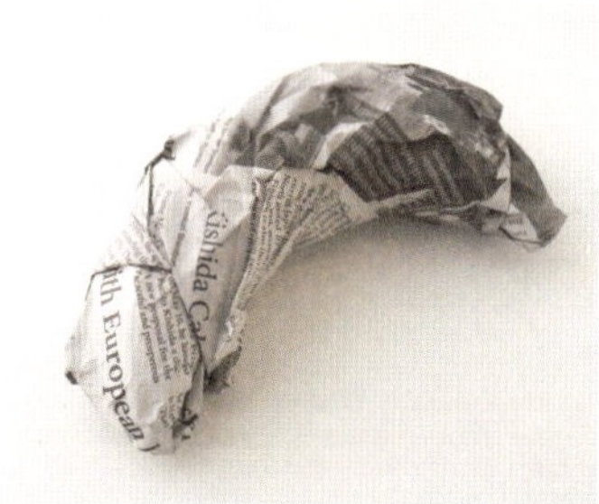

用报纸将每根香蕉包起来，放入冰箱冷藏室保存。

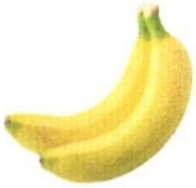

吃饭前先吃香蕉更好

人们经常在讨论，吃饭时通过改变进食的顺序来增加饱腹感、抑制食欲，从而让自己少吃一点，比如，第一口先吃蔬菜或先吃肉等。

当然，任何一种方法都有它的效果，**我推荐的是可以饭前先吃一根香蕉。**

饭前吃香蕉有以下2个好处。

第一，香蕉口感好，容易获得饱腹感，甜味适度，给人足够的满足感，可以让我们对主食的食欲下降，饭量自然就减少了。

第二，饭前先摄入膳食纤维可以有效抑制餐后血糖值上升。

我们平日吃饭时，从开始进食到产生饱腹感需要一定时间。如果能提前感受到饱腹感，就可以防止我们在吃正餐时过饮过食。因此，从吃进香蕉到开始摄入正餐中的米饭、面条等容易让人发胖的食物，两者之间应尽可能地空出一段时间。一般感受到饱腹感需要20～30分钟，具体时间因菜肴而异。

此外，其他“先吃某种食物后再开始吃正餐”的进食方法，也是在中间空出20～30分钟才能收获抑制餐后血糖值上升的最佳效果。不过，**在开始吃正餐30分钟前，只吃沙拉或只吃肉类并不现实，吃不需要切、不用洗的香蕉则更方便一些。**

例如，可以早上起床后先吃一根香蕉，然后再准备早餐；在外吃午餐时，可以先在办公室吃完香蕉再出门。

由此我们可以看出，在通过改变进食顺序来达到抑制食欲的方法中，还是先吃香蕉最方便。

正如我在第1章说的那样，**保持肠道健康，有助于促进短链脂肪酸的产生，养成易瘦体质。**这种先吃香蕉的饮食方法不仅不容易让人发胖，还有助于打造不易发胖的体质。

我邀请几位受试者实践了为期2周的“饭前吃香蕉减肥法”。大家反映，不仅体重下降了，鼓鼓的肚子也瘪下去了（详见第60到第62页）。

大家也来试一试吧！

先吃香蕉的饮食法

1 购买绿茎香蕉

挑选茎是绿色的香蕉。建议将成串的香蕉一根一根分开，再用报纸包裹，放入冰箱冷藏室保存。

2 饭前吃香蕉

在用餐前吃绿茎香蕉（饭前20～30分钟吃最理想）。香蕉会让人产生饱腹感，饭菜（特别是碳水化合物）可以少准备一些！

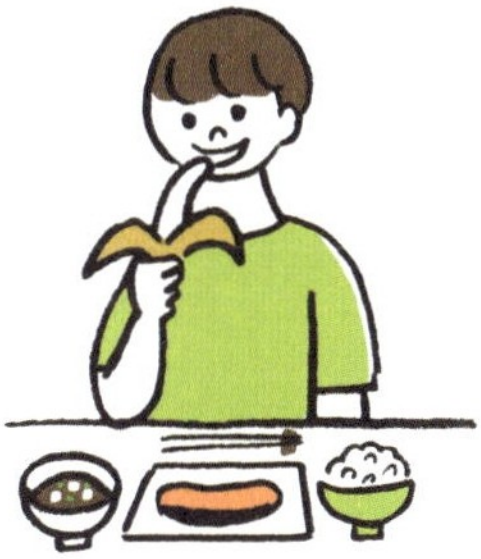

为什么推荐先吃香蕉的饮食法

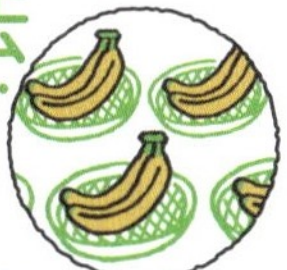

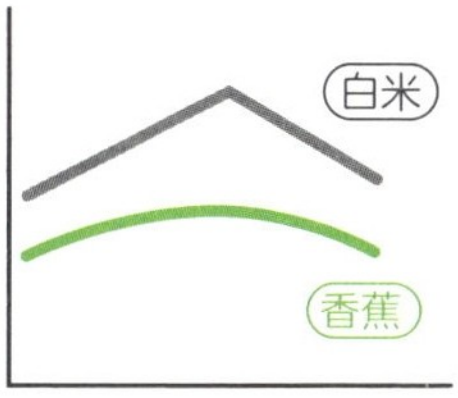

餐后血糖值不容易升高

香蕉是低GI食品，能防止餐后血糖值上升过快。

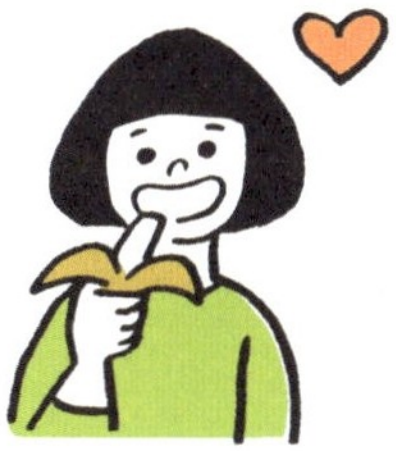

获得饱腹感

就餐前吃香蕉，能获得饱腹感，防止过食！

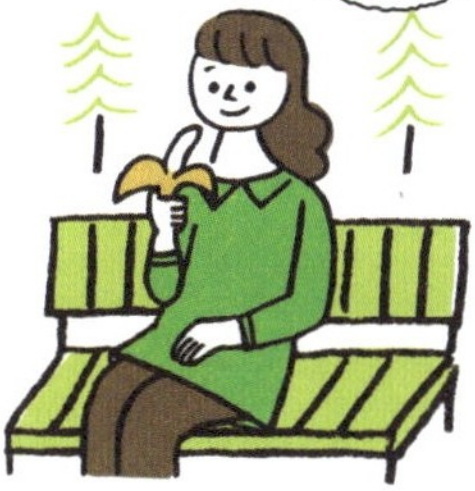

方便食用

香蕉既方便吃，也方便携带、购买，因此外出时也能随时吃到！

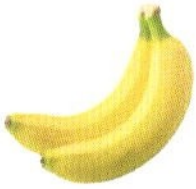

香蕉在早上吃，中午吃，还是晚上吃

读到这里，大家已经知道，一天吃2根绿茎“膳食纤维香蕉”可以很好地保持肠道健康。

那么，应该在什么时间，什么地方吃呢？

如果你想要减肥，那我推荐早餐或晚餐前先吃香蕉，特别是早餐前。

吃早餐可以提高记忆力和注意力，防止白天活力下降，还有助于调节自主神经功能。**不吃早餐的人也可以养成早上吃一根香蕉的习惯。**

不过，养成吃香蕉的习惯重在坚持。你可以在早餐或晚餐前吃，也可以平时作为零食吃，或运动前补充能量时吃。只要结合自己的生活习惯，在你认为合适的时间段吃这2根香蕉就可以。

此外，吃香蕉的时间不同，达到的效果也会不一样。可以结合自己当天的身体状态，确认下面列出的各项内容后，来调整吃香蕉的时间。

问问自己：“我应该在早上、中午、晚上，哪个时间段吃香蕉呢？”

□便秘

□常常不吃早餐

□上午工作或学习时精神恍惚 → 试试早上吃香蕉！

□傍晚腿脚水肿

□最近容易疲劳 → 试试中午吃香蕉！

□易焦躁发怒

□疑似暴饮暴食

□难以入睡 → 试试晚上吃香蕉！

不同时间段“香蕉清肠术”的功效

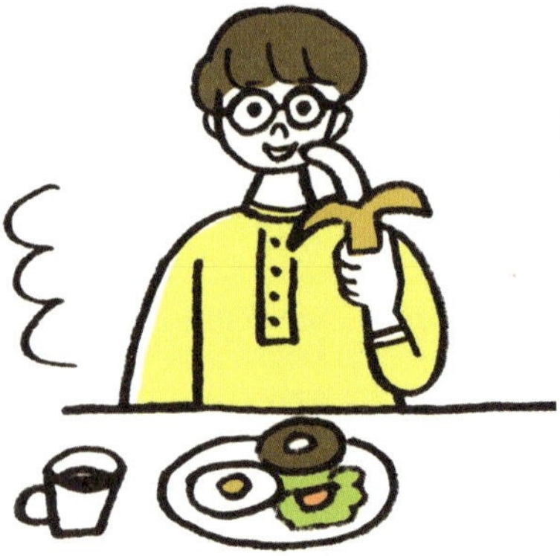

早上吃香蕉的优点

- 有清肠效果，使早上肠道舒适、排便顺畅
- 能预防午餐后血糖上升

不吃早餐容易引发便秘。因为早餐具有将自主神经切换为活跃模式的作用，食物进入胃部，胃肠的蠕动也会活跃起来，从而促进排便。此外，研究发现，不吃早餐容易造成午餐后血糖升高。高血糖有导致肥胖、糖尿病等生活方式病的风险。

中午吃香蕉的优点

- 消除疲劳、补充能量
- 消除水肿

香蕉含有作为身体主要能量源的糖类，以及将糖类转换为能量的维生素B_1。白天活动量增加，中午吃香蕉能够消除疲劳，快速补充能量。此外，香蕉富含钾，可帮助身体排泄盐分（钠）。对于因为工作而久坐或长时间站立、容易水肿的人来说，我尤其推荐中午吃香蕉。

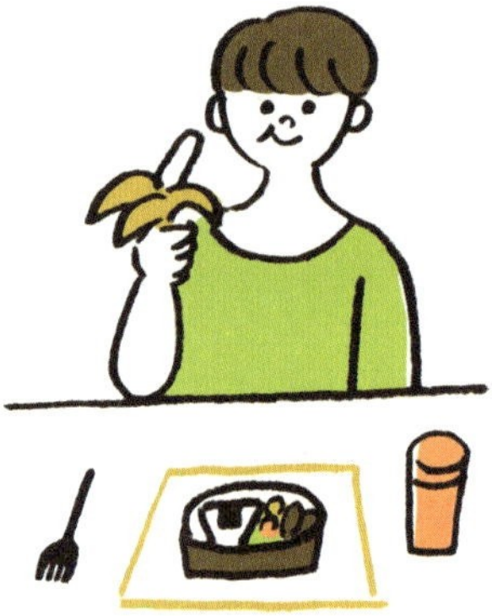

晚上吃香蕉的优点

- 能防止暴饮暴食
- 抑制焦虑、有助于安眠

晚餐前吃香蕉会产生饱腹感，因此能防止空腹感导致的暴饮暴食。此外，香蕉的甜味能使人精神稳定，有助于达到安眠效果。

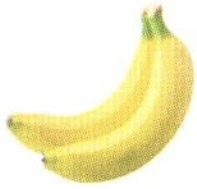

运动前吃香蕉！香蕉能提升运动的效能

在开始运动前的30分钟左右吃香蕉，能让人在运动过程中更好地发挥体能。

主要原因有以下3点。

1 在运动过程中快速、持续补充能量

糖类转化为能量所需的时间取决于消化（分解）所用的时间。消化快的糖类转化快，消化慢的糖类只能缓慢地转化为能量。

香蕉**既含有能迅速补充能量的单糖（葡萄糖、果糖等），也含有转化时间较长的寡糖（低聚糖）和多糖（淀粉、抗性淀粉）**来持续地补充能量。

2 运动时不容易累

身体剧烈活动、大量出汗时，会损失水分、维生素、矿物质，容易产生疲劳感。而香蕉中恰恰富含补充这些成分的B族维生素以及钾、镁等矿物质。

因此，**运动前吃香蕉，可以减少运动时的疲劳感。**

3 支链氨基酸能提高训练效果

香蕉中含有支链氨基酸。

支链氨基酸（Branched-chain Amino Acid，以下称BCAA）是必需氨基酸中的亮氨酸、缬氨酸和异亮氨酸这3种氨基酸的总称。

如果运动期间能量不足，身体会通过分解肌肉来产能，但如果有BCAA转化为替代的能量，就能防止这种情况。

BCAA还具有提高训练期间专注力的作用。在进行需要持久力的马拉松等运动前摄入BCAA，能提高效能，让人运动后也能更有效地缓解疲劳感与肌肉痛。

香蕉作午后零食，激活大脑

如今，大家已经对在学习工作之余吃点零食习以为常。虽然也有很多人害怕吃零食会长胖，但是只要吃对食物，就能达到增强大脑功能的效果。

我们工作或学习了一段时间后，容易出现注意力不集中的情况，这可以认为是大脑的能量不足了。大脑的主要能量来源是糖类。

不过，也不要为了补充能量就大口大口地吃甜食，这会使血糖值迅速上升，导致身体大量分泌胰岛素，血液中的糖类从而被脂肪细胞吸收。这不仅会让人发胖，还会导致给大脑供应的能量不足。

从这一点来说，香蕉是一种食用后血糖值不易迅速上升的食物。因此，**在大家工作到下午，无法集中精力时，可以把香蕉当作午后零食。**

我尝试了饭前吃香蕉减肥法！

我邀请了30~80岁的男女共10人，挑战了持续2周在餐前吃香蕉的饮食法！结果，不少人鼓鼓的肚子瘪下去了，体重降低，水肿有所改善，很多人还反映焦虑缓解了，睡眠质量也提高了。还有很多人反馈这种饮食法“不费劲就能坚持下来”。在这里介绍部分案例。

案例1 山田和子（61岁，女性）

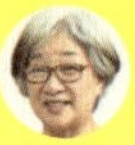

手脚的水肿有所改善，腰上的赘肉少了，
脸也变小了！

体重

72.6 kg → 70 kg

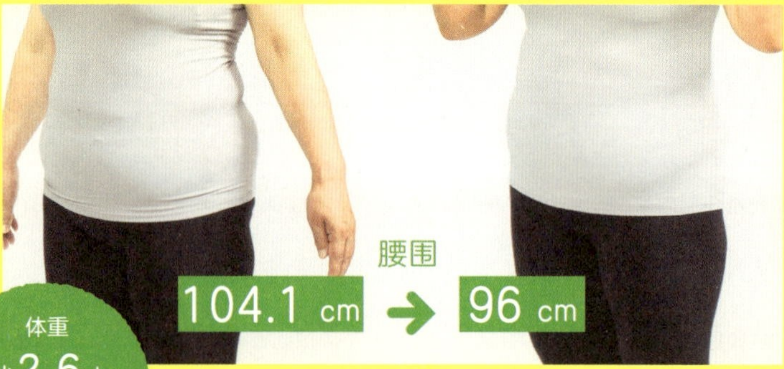

体重
减少2.6 kg
腰围
减少8.1 cm

“过去总是败给食欲，减肥常常遭遇挫折。可是，餐前吃香蕉给我带来了饱腹感，不费劲就减少了饭量，这让我自己也感到吃惊。而且，起床时面部水肿、傍晚时手脚水肿等一天中的身体水肿现象也得到了缓解。不仅是体重，外貌都改变了，家人都说我的脸变小了呢。这番尝试很有价值！”

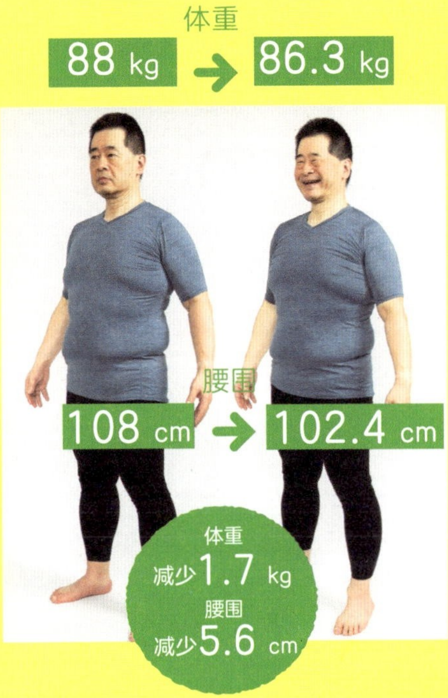

案例2 山田真俊（57岁 男性）

原来紧绷的牛仔裤轻轻松松就能穿上了！

“我不便秘，但是大便软也让人很烦恼。我实践饭前香蕉饮食法1周后，软便消失了，身体状况越来越好。我将2根香蕉分成4次吃（三餐前+午后零食），每次吃半根，慢慢地，我的腰瘦下来了，原来紧绷的牛仔裤也能轻松穿上了。”

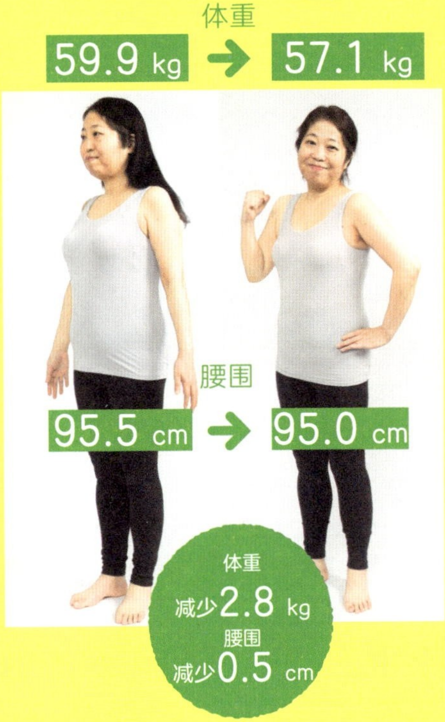
体重
59.9 kg
57.1 kg
腰围
95.5 cm
95.0 cm
体重
减少2.8 kg
腰围
减少0.5 cm

案例3 田中惠（51岁 女性）

不仅长年的便秘缓解了，还感受到了美肤效果！

“我被便秘困扰了几十年，每周只排便2～3次，还伴有严重的腹胀。可是，开始吃香蕉后第3天我就感受到了排气，之后每天都会排便，腹胀也消除了，体重减少了2.8 kg。每天感觉活力十足，皮肤也不粗糙了。朋友们都夸我最近变漂亮了。”

案例4 竹内薰（56岁 女性）

腰变细了！还不容易累了！

“以前总是睡眠不足、很容易累，做家务时也老想休息。开始香蕉饮食法后的第3天，我就变得更容易入睡，也不那么容易累了。腰瘦下来后，感觉身轻如燕，做家务也很高效，每天都很开心。”

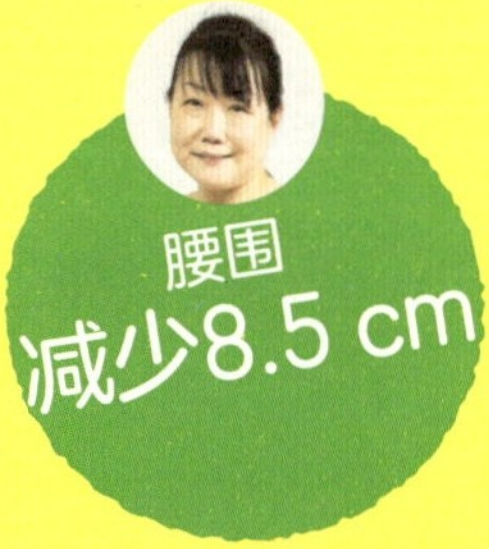
腰围
减少8.5 cm

108.5 cm → 100.0 cm

案例5 佐藤亮子（48岁 女性）

腰轻轻松松就瘦下来了！不再被裤子的松紧带勒出痕迹了！

“过去早上起床时浑身无力，水肿、便秘很严重，开始香蕉饮食法后每天大便都很通畅！水肿也得到了改善，早上起床后感觉浑身轻快，心情也很好。目前为止体重减轻了2.4 kg，腰也瘦了，不会再被裤子的松紧带勒出痕迹了。”

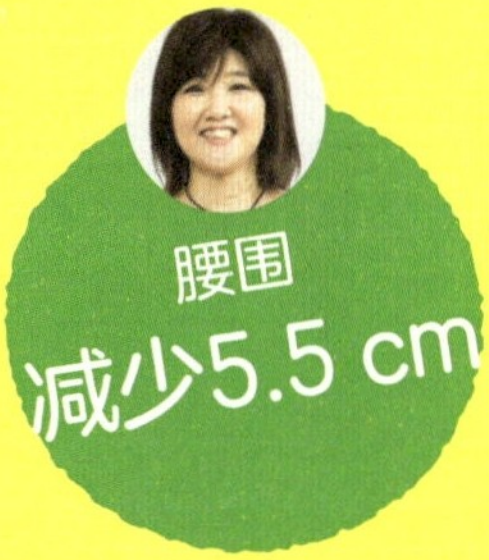
腰围
减少5.5 cm

85.5 cm → 80.0 cm

案例6 平泽亚矢（44岁 女性）

下班前来 1 根香蕉，焦虑减轻、不再贪吃！

“我现在早饭前、傍晚下班前都各吃1根香蕉，已经持续2周了。以前我下班后都是饿着肚子买晚饭，常常买多、吃多，现在吃根香蕉就能很快感受到饱腹感，不再因为肚子饿就沉不住气买很多食物。体重减了2 kg，高兴坏了！”

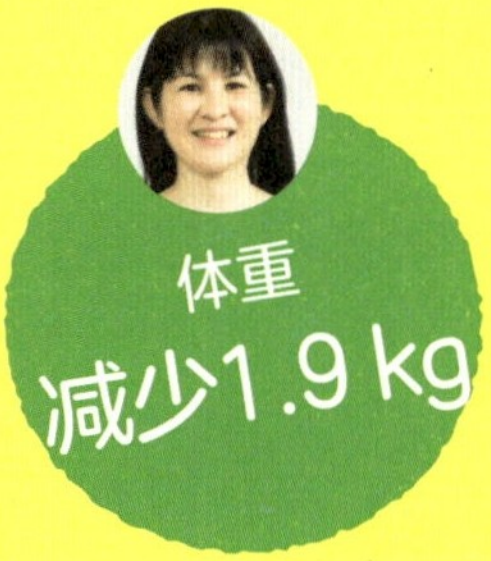
体重
减少1.9 kg

56.0 kg → 54.1 kg

此外还有这些好处！

“工作时不容易累，早上醒来时也更精神了。”佐藤庆二（32岁 男性）
“刚开始第2天就感觉排便通畅了，对这个效果感到惊讶。”森胁顺一（75岁 男性）
“体重减了1.6 kg！跑步也不容易累了。”大塚百合（39岁 女性）
“很轻松，几乎感觉不到是在减肥。我要长期坚持。”樱井美纪（64岁 女性）

第 3 章

靠“香蕉清肠术”度过健康愉悦的每一天

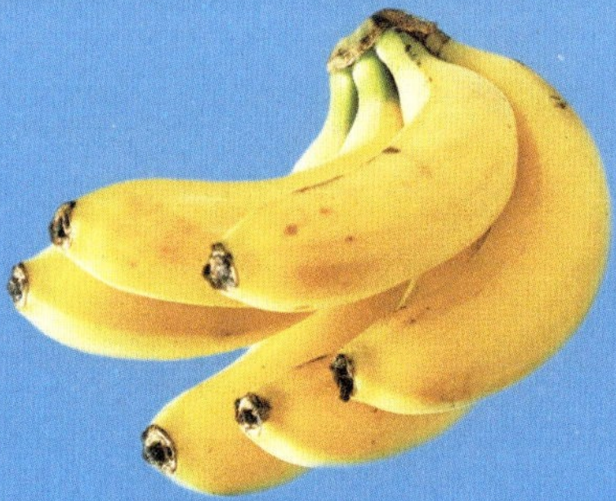

坚持“香蕉清肠”的好处不只有
保持肠道健康，
还有美容、减肥等各种好处。

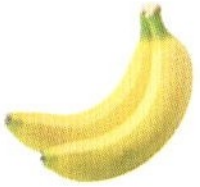

靠"香肠清肠术"预防疾病

前文我们已经介绍过，健康的肠道可以帮我们提高免疫力，打造能战胜病毒、细菌的强健体魄。

所谓免疫，是身体以免疫细胞的功能为中心形成的一套系统。免疫系统能将病毒、细菌等侵入体内的有害物质驱逐出去，从而保护我们的身体。免疫力提高，指的是保护身体免受有害物质侵害的能力变强，这样人**就不容易患流感等传染病**，而且防止尘埃、花粉等附着在皮肤上引发过敏反应的能力也会增强。

此外，一些早期研究还发现，"香蕉可能有防癌的能力"。日本帝京大学药学系利用小鼠研究果汁与免疫细胞活跃度之间关系的实验结果显示，香蕉能激活免疫细胞，使能够预防、治疗癌症的物质——肿瘤坏死因子（TNF）显著增加。

TNF是巨噬细胞这种免疫细胞所产生的细胞因子（免疫细胞分泌的蛋白质）之一，具有让癌细胞等肿瘤细胞坏死的作用。

在上述实验中，研究人员向小鼠饲喂香蕉汁后，小鼠体内的这些物质分泌量增加，并观察到了可以**与用于治疗癌症等的免疫增强剂匹敌的效果**。

此外，还有一项实验，研究人员向10只腹腔内移植有癌细胞的小鼠注射香蕉汁，持续观察65天后，发现有3只痊愈、7只癌症恶化有所延缓。

虽然是用小鼠做的实验，但这个结果足以说明香蕉的保健作用十分强大。

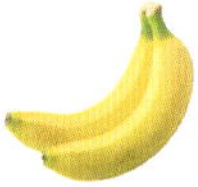

香蕉中还有促进肠道健康的第4成分

前文我已经向大家介绍过，香蕉所含的抗性淀粉兼具两种膳食纤维的特性，可以很好地促进肠道健康。在这里，我还要介绍另一种促进肠道健康的营养成分，那就是香蕉甜味的源头——**低聚果糖**。

水果的甜味普遍源自能迅速被消化吸收的葡萄糖、果糖，而低聚果糖是由几种单糖聚合而成的，因而不会被人体消化吸收，会完整地到达肠道。

而且，**低聚果糖还能作为肠道有益菌的食物，从而增加有益菌的数量，改善肠道环境。**另外，洋葱、大蒜等蔬菜中也含有低聚果糖，可以有意识地搭配香蕉一起吃。

抗氧化能力超强！有效延缓身体老化

“肌肉疼好几天也好不了”“脸上的皱纹变明显了”“眼睛有点花了”……研究表明，**这些老化现象是身体里的活性氧导致细胞氧化损伤造成的，其作用原理与金属生锈类似。**可以理解为“生锈=氧化”，造成身体生锈的罪魁祸首就是体内蓄积的“活性氧”。

活性氧，简而言之就是氧化能力很强的氧。它是生物体内与氧代谢有关的物质、含氧自由基和易形成自由基的过氧化物的总称。有研究表明，通过呼吸进入体内的氧气中，约有2%会在体内转化为活性氧。

活性氧对侵入体内的病毒、细菌等有防御作用。如果身体中仅有少量的活性氧就不成问题，但如果活性氧过量，就会攻击体内的正常细胞。

产生过量活性氧的原因有很多，精神压力是其中之一。

如今的生活环境不仅容易造成我们的肠道疲劳，也会对我们的精神施加无形的压力，活性氧就会在不知不觉间过度增加。

如果我们的细胞因活性氧增加而被氧化，**就会引起黄褐斑、皱纹等皮肤的老化，还会引发血管老化，从而导致罹患动脉硬化、脑卒中、心肌梗死等疾病的风险增加。**

因此，抗氧化物质，即阻止活性氧对身体造成伤害的成分逐渐得到人们的重视。

香蕉富含具有较强抗氧化能力的多酚，这种物质不仅能延缓身体老化，还有抑制脂类吸收、降低血压的作用。

提到多酚，大家容易想到红葡萄酒，其实香蕉中的多酚含量也很可观（特别是熟透的香蕉），据说冷冻后含量还会进一步增加。

多酚易溶于水，能在短时间内发挥作用，由于效果无法长时间持续（一般能持续3～4小时），每天勤摄入为宜。虽然红葡萄酒中多酚的含量比香蕉多，但是过度饮酒也会损伤我们的身体。然而，**每天吃1~2根香蕉却很简单**，从这一点来看，香蕉可以说是更优秀的多酚来源。

另外，日本东北大学进行过一项食物抗氧化能力的研究，在其中的活性氧消除实验中，食物抗氧化能力越强，实验装置发出的光越强。研究人员对比了各种水果、叶菜、菌菇、薯类、海藻、茶叶等食物的抗氧化能力，其中香蕉发光最强。

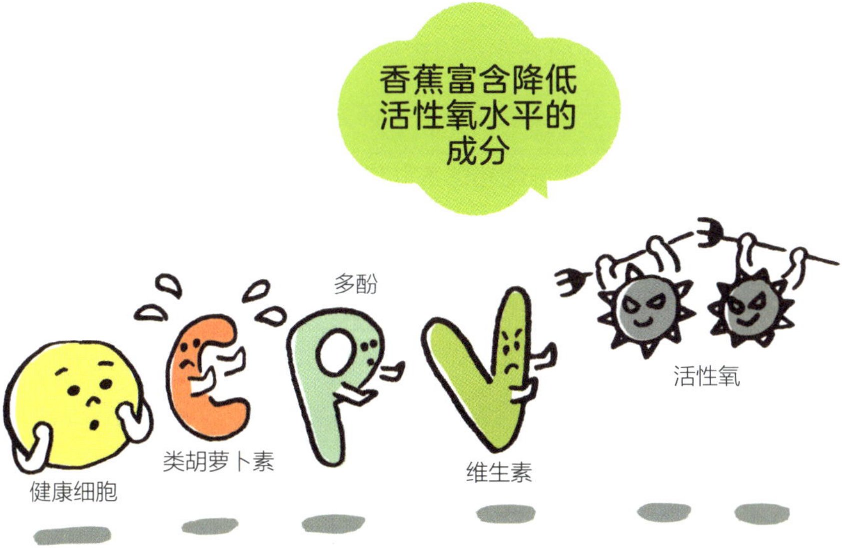

香蕉不仅能清肠，还有美容功效

肠道状况得以改善后，皮肤的状态也会变好，这一点我在第1章已经介绍过了。

不过，香蕉有助于美容的理由不只这一点。

香蕉中的多酚具有延缓皮肤老化、预防黄褐斑和皱纹的作用。除此之外，**香蕉还富含被称为“美容维生素”的B族维生素，具有预防皮肤粗糙的美肤作用。**

香蕉富含的B族维生素包括预防皮肤炎症、促进胶原蛋白和神经酰胺合成的烟酸（维生素B_3），预防皮肤粗糙的维生素B_6，以及有助于皮肤新陈代谢的维生素B_2，等等，它们在香蕉中的含量都比在柑橘、苹果、草莓中的含量更多。**香蕉中维生素B_6的含量是柑橘中的6倍，苹果、草莓中的9倍。**

另外，香蕉中B族维生素的构成也十分均衡。仅吃一根香蕉，就能均衡地摄入8种B族维生素（维生素B_1、维生素B_2、维生素B_6、烟酸、泛酸、叶酸、生物素），可谓“天然的美容保健品”。

香蕉中具有美容效果的成分

烟酸（维生素B_3）	预防皮肤炎症，抑制皮脂分泌过盛，延缓紫外线引起的皮肤老化，促进胶原蛋白、神经酰胺合成，改善痤疮、黄褐斑和皱纹。
维生素B_6	促进皮肤新陈代谢，被用作治疗痤疮、皮肤粗糙的药物。此外，还参与合成雌激素，有助于改善经前期综合征（PMS）、孕吐。
维生素B_2	促进皮肤更新，保护黏膜，能有效预防口腔溃疡、口角溃疡。如果饮食方式、精神压力导致体内维生素B_2减少，会引起皮肤粗糙、痤疮。
多酚	多酚中的抗氧化成分能抑制引发黄褐斑、雀斑的黑色素生成，保护皮肤细胞，具有美白效果。

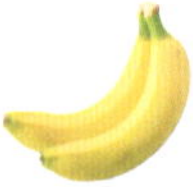

1天吃2根香蕉能缓解花粉症症状

肠道集中了身体约70%的免疫细胞。

除了食物会被我们吃进体内以外，外界的病毒、细菌也有进入身体的风险。如果肠道不能将病毒、细菌消除，它们就可能进入血液中，被输送到全身。

因此，肠道内的免疫细胞是消除风险的最前线。可是，有时候这些免疫细胞的作用也会发生问题。其中具有代表性的就是“花粉症”。

我们平日暴露在花粉中并不会有什么大的危害，但到了花粉季节，有些人的免疫细胞会如临大敌，反应过度，引发打喷嚏、流鼻涕、流眼泪等各种过敏症状。

有研究表明，日常吃香蕉，有助于缓解花粉症带来的这些症状。

日本筑波大学医学医疗系的研究小组进行了小鼠实验，每天给有杉树花粉症的小鼠喂食香蕉，发现其体内的白细胞和能抑制过敏反应的嗜酸细胞数量都有所增加。

研究人员在这一结果上还进行了临床试验，以验证人吃香蕉是否也会产生预防杉树花粉症的效果。受试者在**8周中每天坚持吃2根香蕉，他们自觉症状中打喷嚏的症状改善尤其显著。**

由此可见，香蕉对花粉症症状有缓解效果。

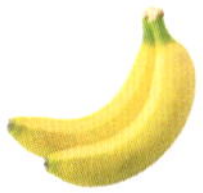

香蕉有助于缓解中暑、水肿等苦夏症状

夏季吃香蕉的好处尤其多。首先，多酚会保护我们预防夏季强紫外线引发的黄褐斑、皱纹。其次，香蕉富含能帮助人体加快新陈代谢的B族维生素。再者，香蕉能够快速地为我们补充能量，苦夏的人可以用来及时补充体力。

另外，我们在夏天容易喝水过度，导致水肿。香蕉的消肿功效尚佳，**100 g香蕉中约含360 mg钾，是“钾的宝库”。**

钾具有促进身体排出多余的钠、降低血压的效果，还有利尿作用，因此有助于消除水肿。另外，夏天排汗过多时，身体里的钾、钠会被同时排出，这会导致中暑、苦夏的症状加重。因此，我建议大家尝试制作我在下一章将会介绍的“香蕉酱”，它不仅能为身体补充钾，还能补充水分，可以有效预防夏天容易中暑的情况。

第 4 章

乐享清肠的4款香蕉零食

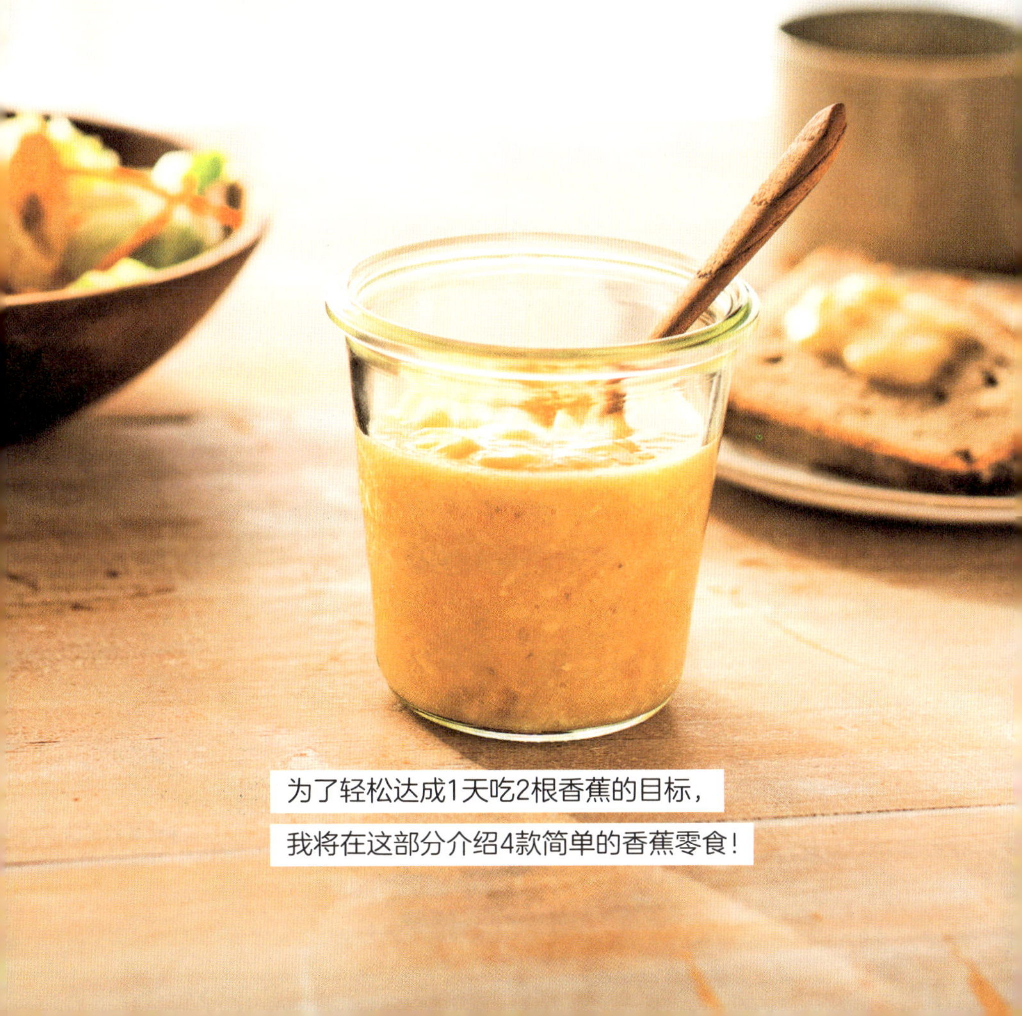

为了轻松达成1天吃2根香蕉的目标，

我将在这部分介绍4款简单的香蕉零食！

用香蕉制作小零食，让清肠更开心

每天吃2根香蕉吃腻的时候，可以尝试一下用香蕉做的小零食。这些小零食可以直接吃，也可以搭配其他菜肴一起吃，轻轻松松就能纳入到日常生活中。

在这个部分，我将介绍4款简单方便的香蕉零食，通过改变香蕉的味道，帮助大家更好地享受每天吃2根香蕉的饮食生活。

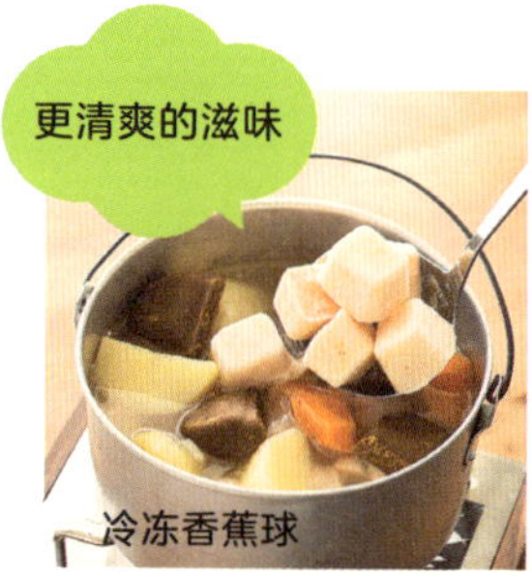

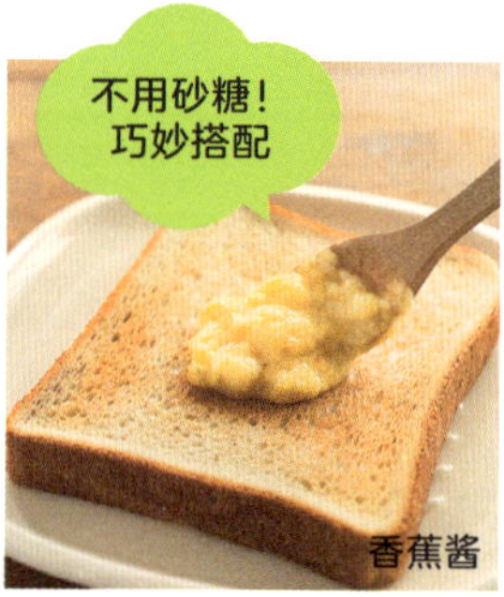

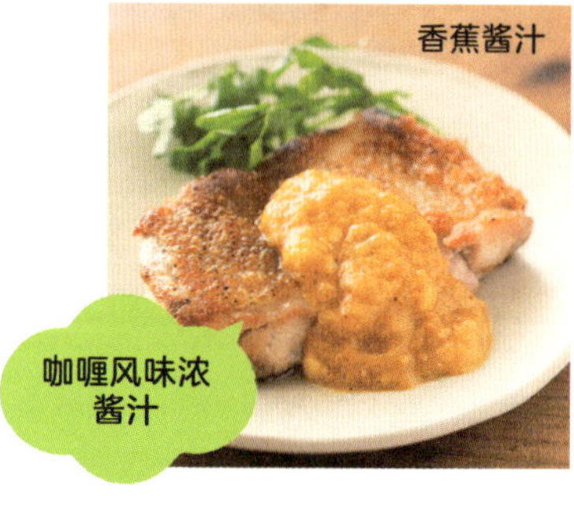

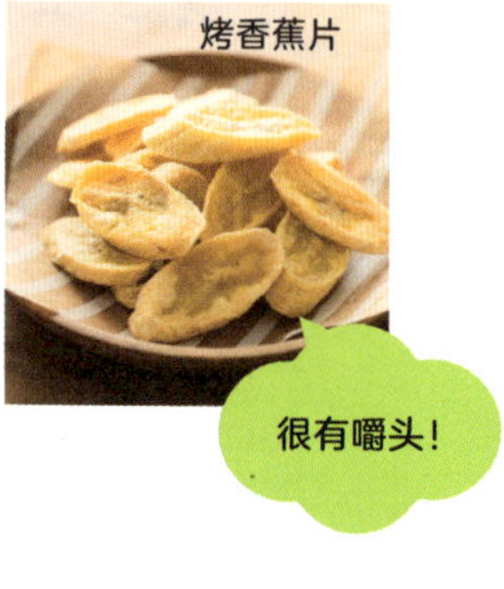

第4章和第5章的使用说明
“菜谱怎么看”

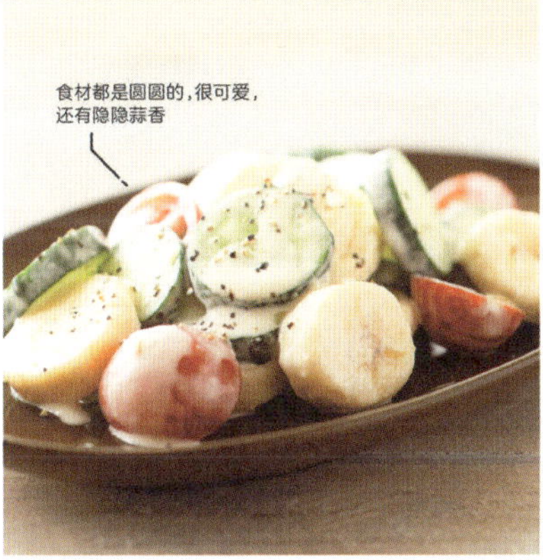

食材都是圆圆的，很可爱，
还有隐隐蒜香

Banana Cooking

香蕉
蛋黄酱沙拉

Banana meter

1人份
414 kJ

食材（2人份）

香蕉……1根
黄瓜……1根
小西红柿……5~6个
A｜蛋黄酱……2小匙
　｜原味酸奶（无糖）……1大匙
　｜大蒜（切末）……少许
黑胡椒……适量

做法

1 香蕉与黄瓜切成圆片，小西红柿对半切开。
2 将A放入碗中混合，再加入1拌匀。盛入餐具中，撒上适量黑胡椒。

113

[banana meter]

（香蕉用量）基本是1人份，或是使用的香蕉总量。

热量是1人份或总体的热量。有时不包含配菜的热量。

香蕉的分量以1根=100 g（净重）为准。

注意事项

· 1大匙=15 mL，1小匙=5 mL。
· 微波炉功率按600 W计算，如果功率为500 W，时间要调整为1.2倍，如果是700 W则调整为0.8倍。另外，如无特别说明，加热时不要带保鲜膜。
· 微波炉、烤箱等的加热时间因厂商或机型而异，可视情况调整。
· 如无特别说明，火候用中火。
· 食材的大小、分量存在个体差异，请视情况调整分量。
· 菜谱中均未记载洗菜、剥皮、去蒂等一般的预处理步骤，请自行处理。
· 分量写作适量的，可根据个人喜好调整。
· 关于调味品，如无特别指定，酱油为海鲜酱油，盐为食盐，黄油为有盐奶油，面粉使用低筋粉。
· 如果对味道没有影响，菜谱中不介绍搭配的蔬菜等，大家可根据喜好调整。

万能的清肠配料！

香蕉酱

香蕉压碎后混以盐曲，制成简单方便的果酱。放入其他菜肴中，能添加盐曲温润的咸味与香蕉的甜味。

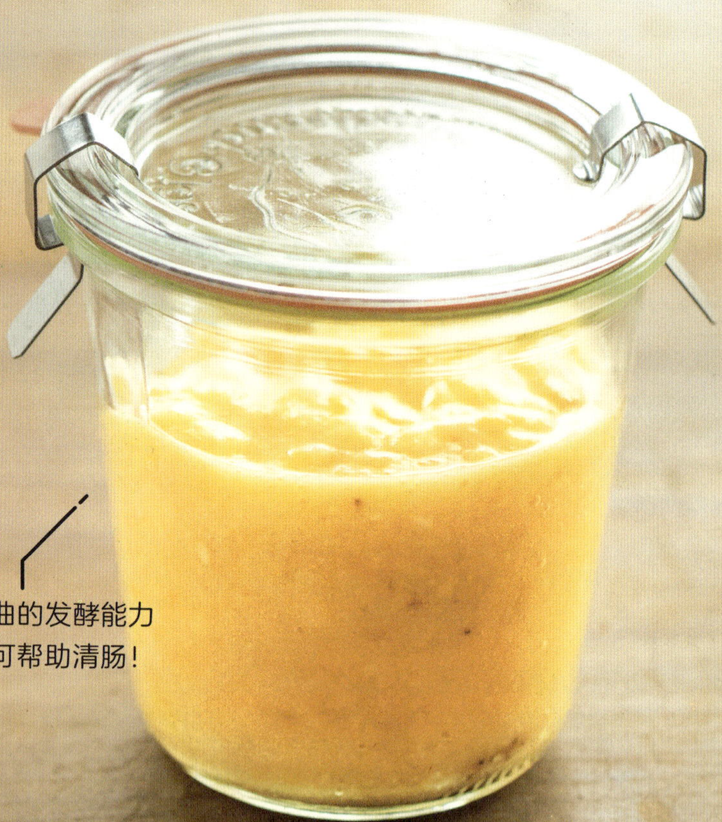

盐曲的发酵能力
也可帮助清肠！

Banana meter

总量
1134 kJ

食材

香蕉……2根
盐曲……3大匙（可根据喜好自行调整）
柠檬汁……1大匙

做法

1 压碎香蕉

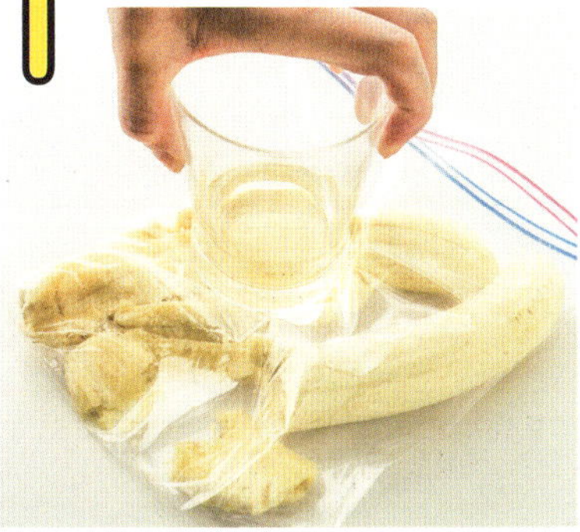

把香蕉放入塑料袋中，用杯子或空瓶底将香蕉压成泥。

2 加入剩余的食材

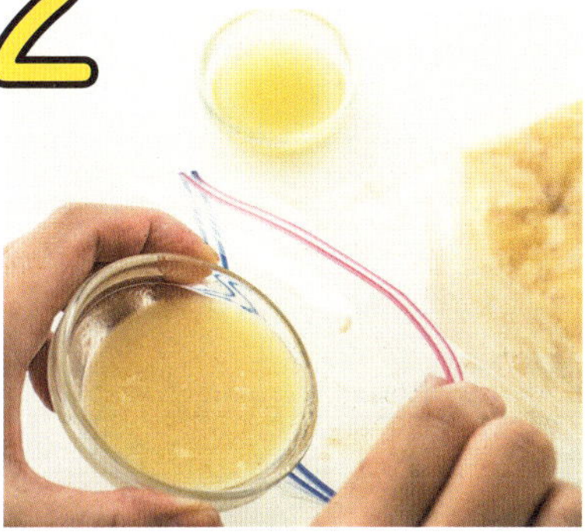

在1中加入盐曲、柠檬汁（加入柠檬汁可防止变色）。

3 混合

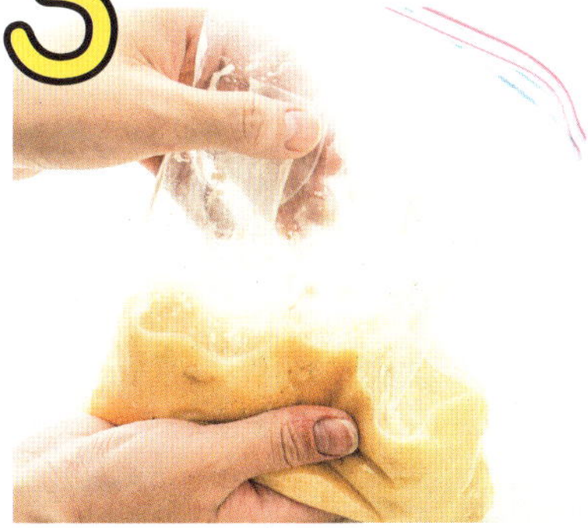

用手揉捏整个袋子，让食材混合均匀。

关于保存

放入带盖的干净容器中，冷藏可保存3～4天，冷冻可保存1个月。

要点！

时间久了香蕉会变色、发黑，不过只要在保质期内，食用就没有问题。

\ 可以这样吃！ /

香蕉酱的创意吃法

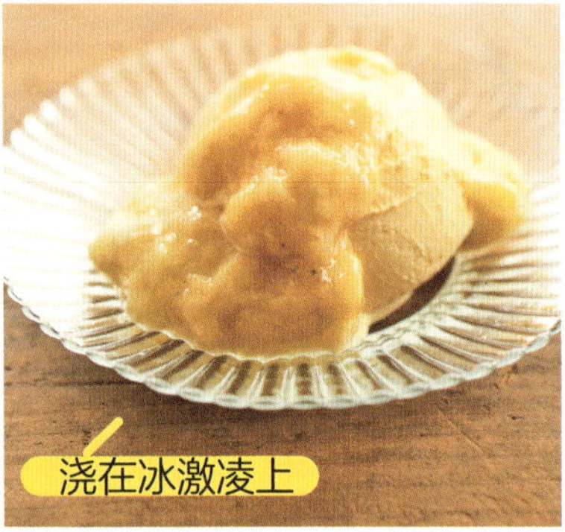

用香蕉酱代替淋汁浇在冰激凌或其他甜点上，可以带来清新的果酸味，让冰激凌味道更丰富。

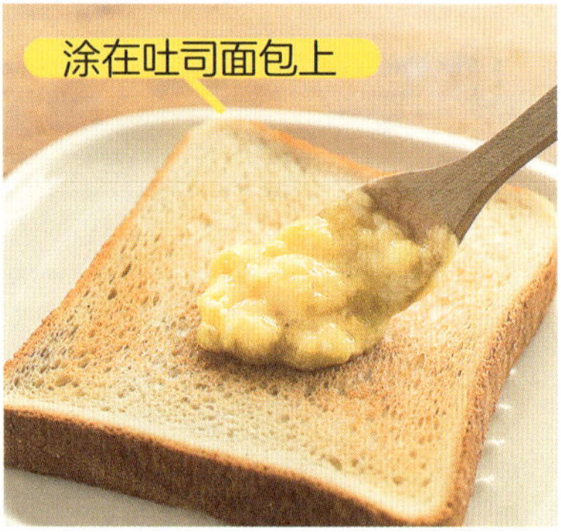

涂在吐司面包上，代替黄油和其他果酱，可以增加膳食纤维的摄入，为忙碌的早上节省时间。

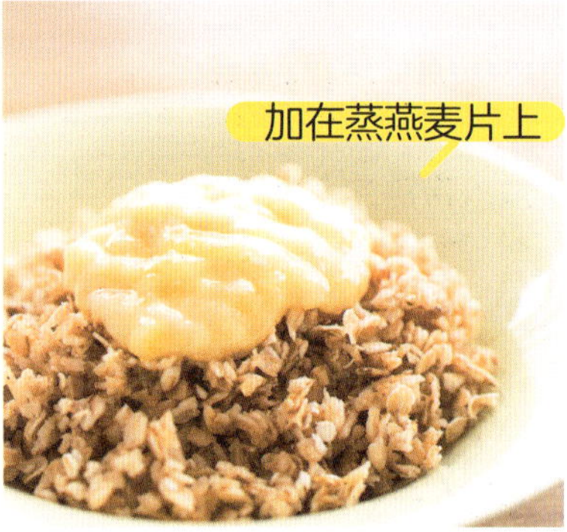

蒸燕麦片也是很好的清肠餐。将香蕉酱加在蒸好的燕麦片上，清肠能力倍增。

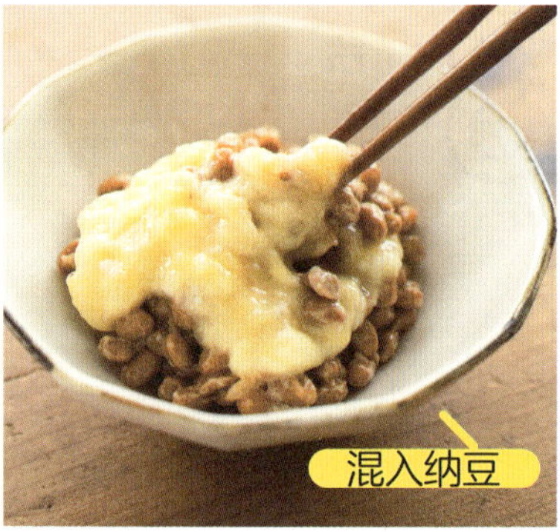

将黏黏的香蕉酱与黏黏的纳豆搅拌均匀，混在一起吃，清肠力大大提升。有了香蕉的甜味后，纳豆的味道也会更容易接受。

此外还可以这样吃！

- 不需要发酵的香蕉面包（第97页）
- 口感温和的香蕉拌菜（第110页）
- 美味的香蕉煎猪肉（第116页）
- 香蕉酸奶蛋糕（第128页）等

\ 各种风味！ /

香蕉酱的创意风味搭配

抹茶粉

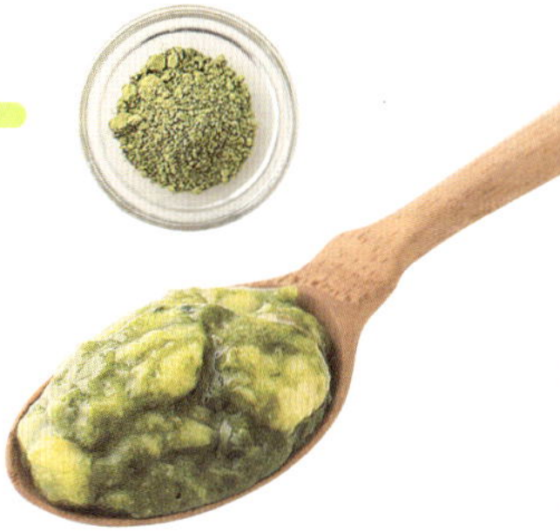

加入儿茶素，燃烧脂肪，防止肥胖

将1大匙香蕉酱与1/2小匙抹茶粉混合均匀。抹茶中含有的儿茶素具有促进脂肪燃烧、抗氧化的作用。将抹茶香蕉酱加入牛奶、豆奶中或放在薄饼上都很美味。

可可粉

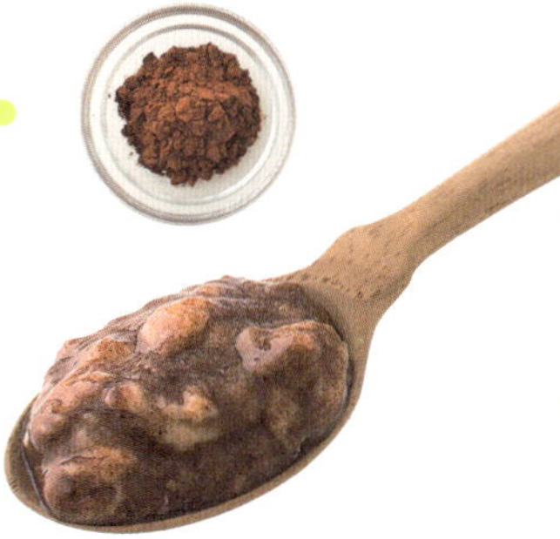

多酚也是清肠能手

将1大匙香蕉酱与1/2小匙可可粉（无糖）混合均匀。可可粉富含膳食纤维和抗氧化能力很强的多酚。可可香蕉酱可以放入咖啡、酸奶中，更添滋味。

黄豆粉

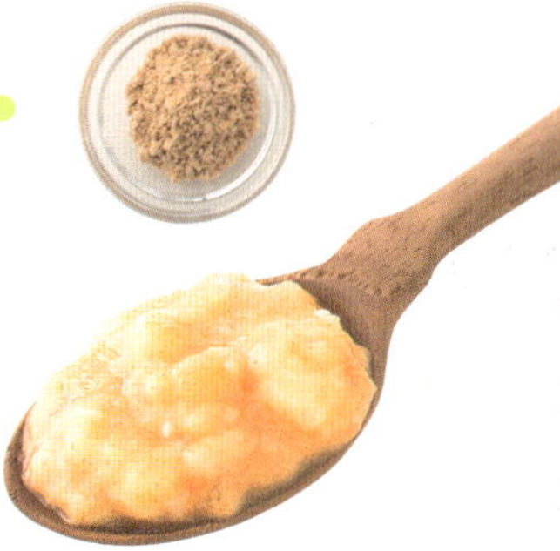

异黄酮既美肤又清肠

将1大匙香蕉酱与1/2小匙黄豆粉混合均匀。通过黄豆粉可摄入具有美肤效果的异黄酮以及能调节肠道环境的寡糖。可将它浇在泡菜、土豆沙拉上，也可以加入煎鸡蛋中。

美味与营养的浓缩！

冷冻香蕉球

搭配其他美食，让味道层次更丰富。酸奶与黑醋会是香蕉清肠的好助手！

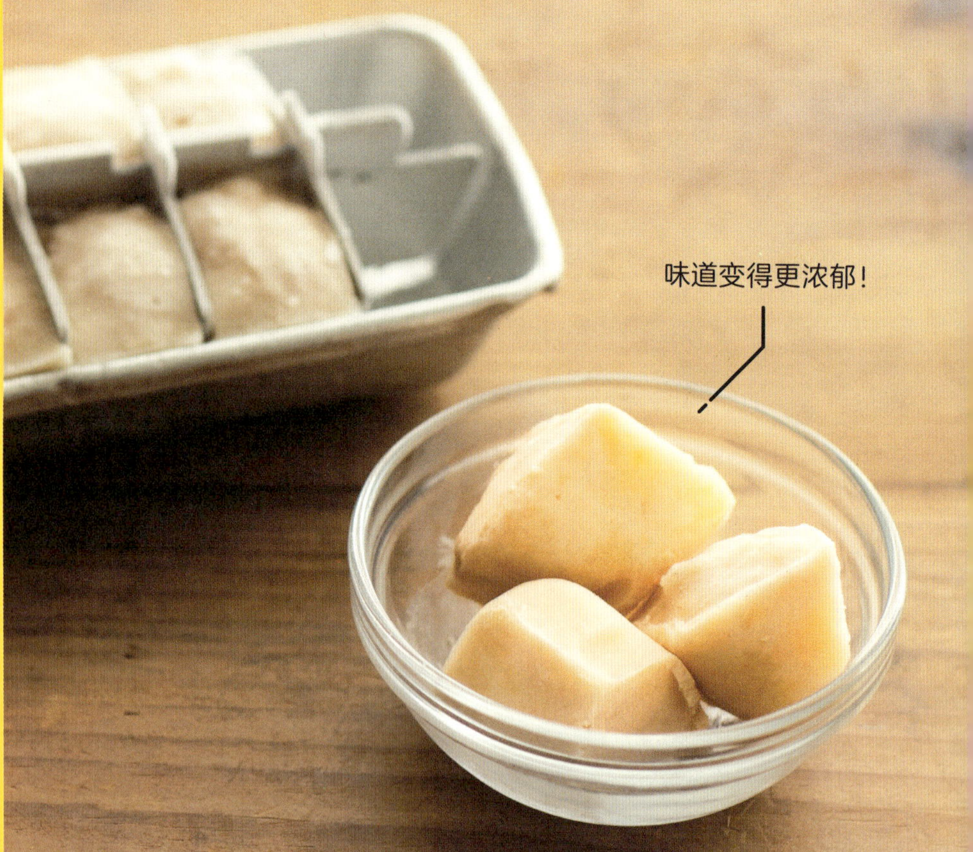

Banana meter

总量
1059 kJ

食材

香蕉……2根
原味酸奶（无糖）……100 mL
黑醋……3大匙

做法

1 压碎香蕉

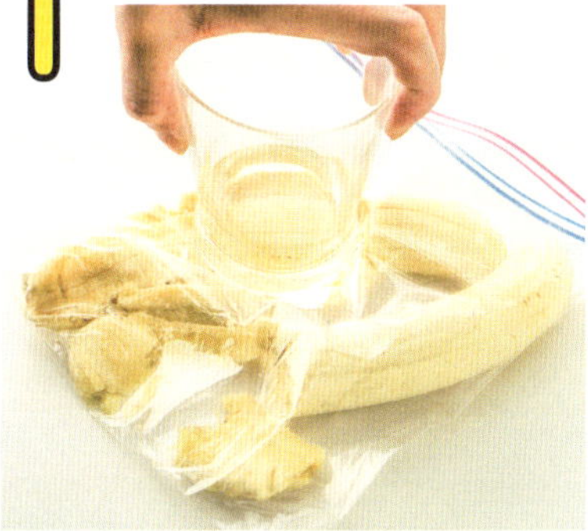

把香蕉放入塑料袋中，用杯子或空瓶底将香蕉压成泥。

2 加入剩余的食材

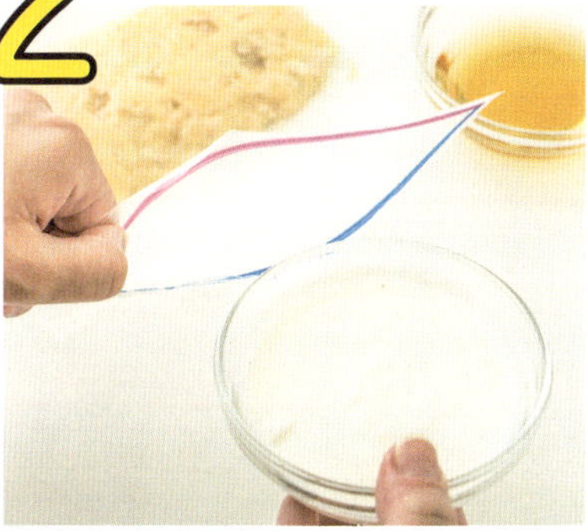

在1中加入酸奶、黑醋，用手揉捏整个袋子，混合均匀。

3 冷冻

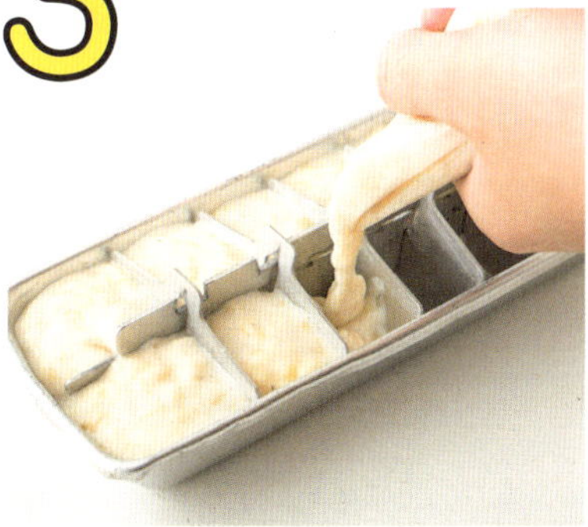

将2倒入冰格，放入冷冻室冷冻。倒入冰格时可以剪去袋子一个角，将香蕉挤出，这样更好操作。

关于保存

可冷冻保存1个月。

要点！

做成小块状，只要取需要的量就可以，非常方便。12格冰格做的香蕉球，1格的量约为1大匙。

\ 可以这样吃！ /

冷冻香蕉球的创意吃法

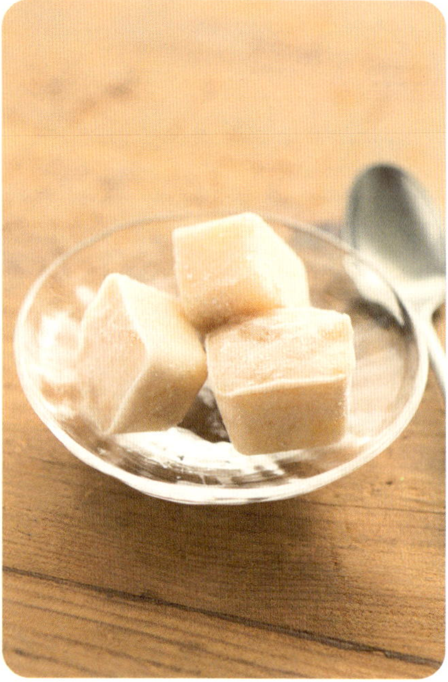

直接吃

香蕉球直接吃起来清凉爽口、又酸又甜，可以当作下午茶甜品吃。吃的时候只需取一小份，常温下稍放一会儿再吃味道更佳。

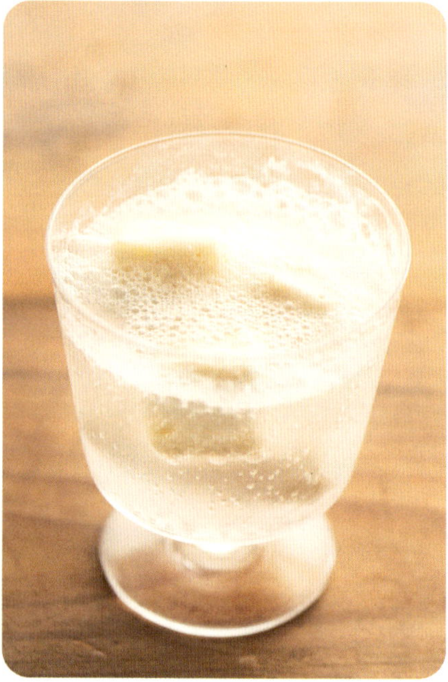

放入气泡水中

放入气泡水等饮料中，代替普通冰块，为饮料降温的同时，还增添了香蕉球淡淡的酸甜味，是夏季必备的爽口饮品。

此外还可以这样吃！

- 香蕉胡萝卜丝（第112页）
- 浓郁的香蕉风味虾球（第117页）
- 香蕉牛油果春卷（第118页）
- 整根香蕉做的巧克力蛋糕（第134页）等

放入咖喱中

制作咖喱时，与咖喱块同时加入锅中。分量可根据喜好调整，推荐1块咖喱搭配2个香蕉球。在咖喱中加入果味后，味道层次会更丰富。

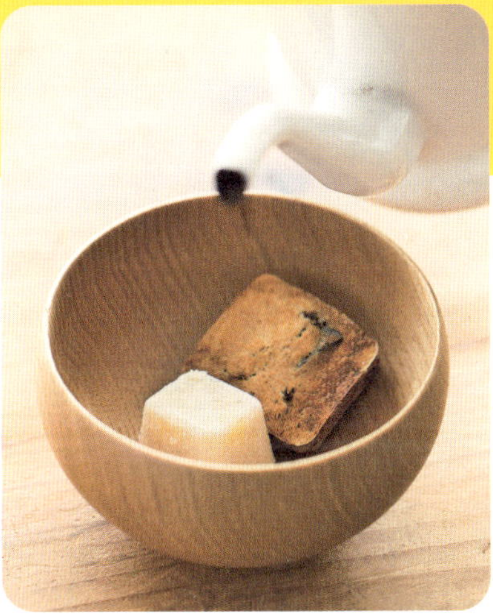

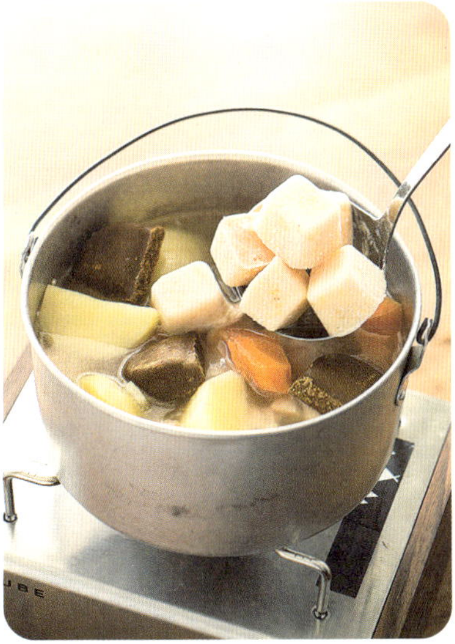

放入味噌汤或其他汤中

将1个香蕉球放入味噌汤或其他汤中，开水溶化煮开，这样一碗别有风味的汤就完成了。

搭配便当，用微波炉加热

如果没有烹饪的时间，可以在超市或便利店买便当，再按自己的喜好在饭上放上几个香蕉球，连便当一起放到微波炉中加热。平时想换口味时不妨试试这么吃。

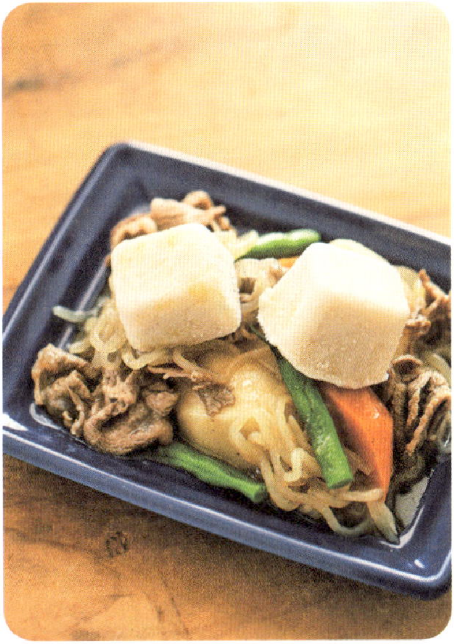

健康小零食！

烤香蕉片

恰到好处地脱水使甜味浓缩，口感更有嚼劲。这款清肠小零食让人总想拿来吃，肚子饿的时候尤其喜爱。

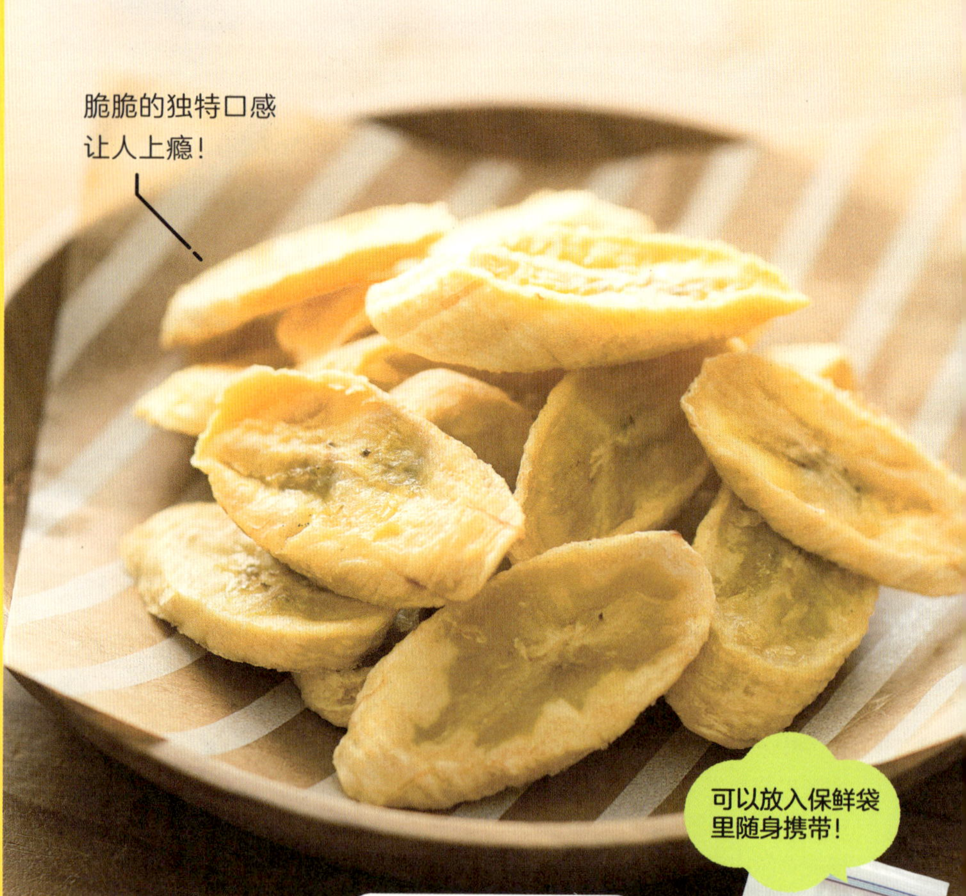

脆脆的独特口感
让人上瘾！

可以放入保鲜袋里随身携带！

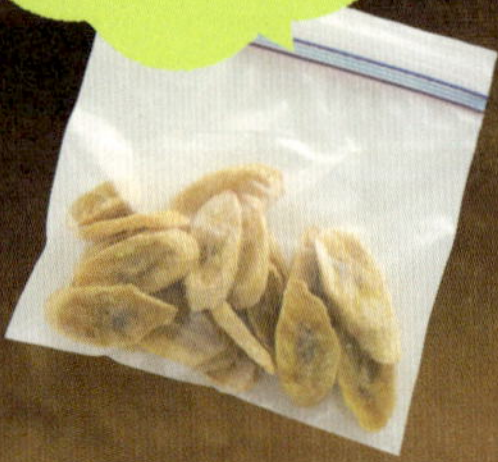

Banana meter

总量
787 kJ

食材

香蕉……2根

柠檬汁……2小匙

做法

1 切香蕉，淋上柠檬汁

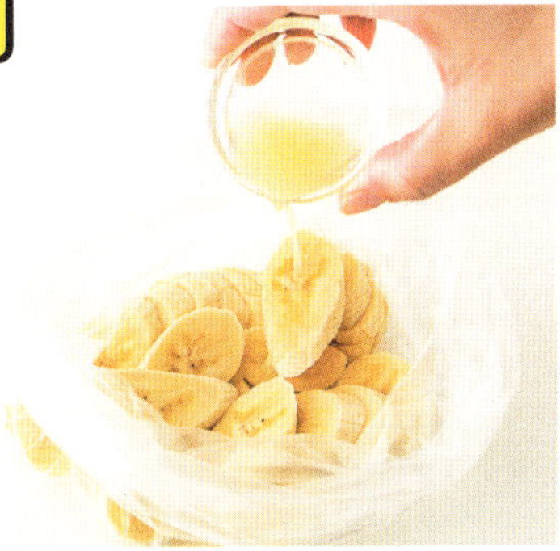

将香蕉切成4～5 mm厚的薄片，放入塑料袋。倒入柠檬汁后封闭袋口，用手轻柔地揉整个袋子，使香蕉均匀蘸上柠檬汁（加入柠檬汁可防止香蕉变色）。

2 放入微波炉加热

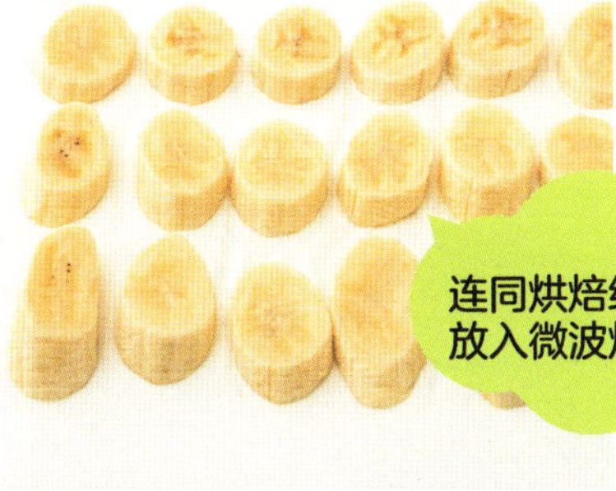

连同烘焙纸一起放入微波炉！

将 1 摆在烘焙纸上，不要重叠放，用微波炉加热2分钟。

3 放入烤箱烘烤

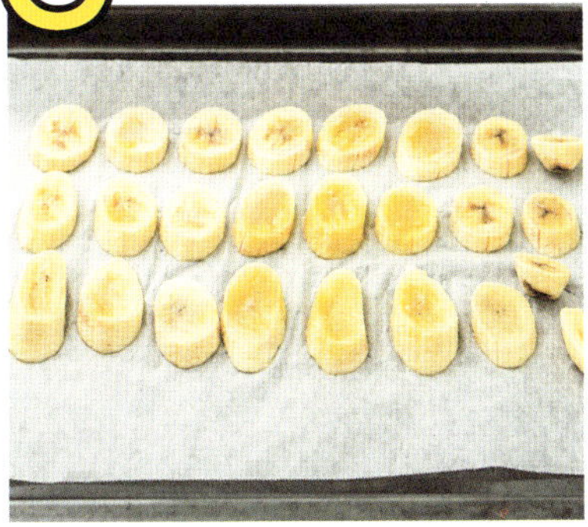

用预热到140℃的烤箱烘烤15分钟。然后取出，翻面再烘烤15分钟。

关于保存

放入带盖的干净容器中，常温下可保存1～2天，冷藏可保存1周，冷冻可保存1个月。

用微波炉加热后，连同烘焙纸一起放在烤盘上，放入烤箱！

\ 可以这样吃！ /

烤香蕉片的创意吃法

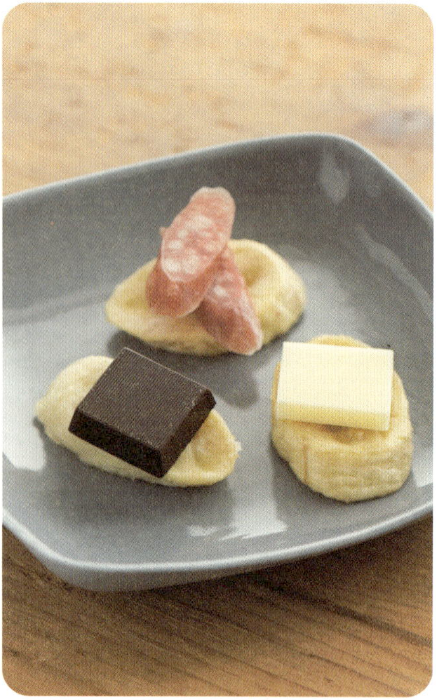

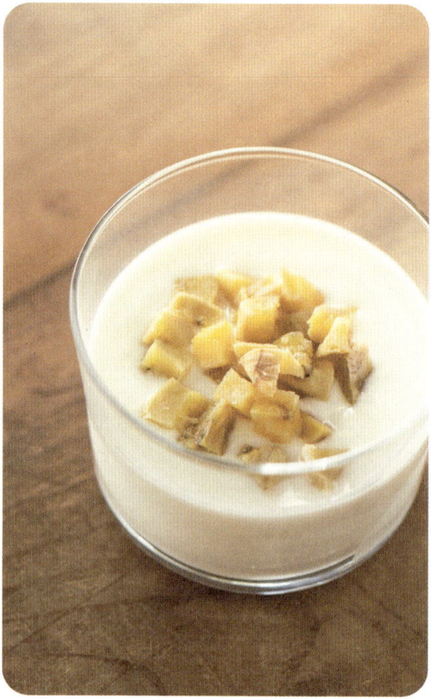

摆上其他食材，制成“香蕉吐司”

把烤香蕉片当作咸味饼干或法棍面包片，在上面放上各种食材搭配吃。放的食材可以根据个人喜好随意调整，可以是巧克力、蒜肠、奶酪等，甜咸搭配口味更佳。

放入酸奶中

放入酸奶中可以为酸奶增添一份香蕉的香甜。可以整片放进去，也可以切成小丁后再放入以突出口感。这对组合是清肠的绝佳搭配。

此外还可以这样吃！

- 香香脆脆的香蕉棍面包（第101页）
- 北京烤鸭风味的香蕉生菜卷（第111页）
- 会上瘾的肝泥糕（第125页）

\ 各种风味 /

烤香蕉片的创意风味搭配

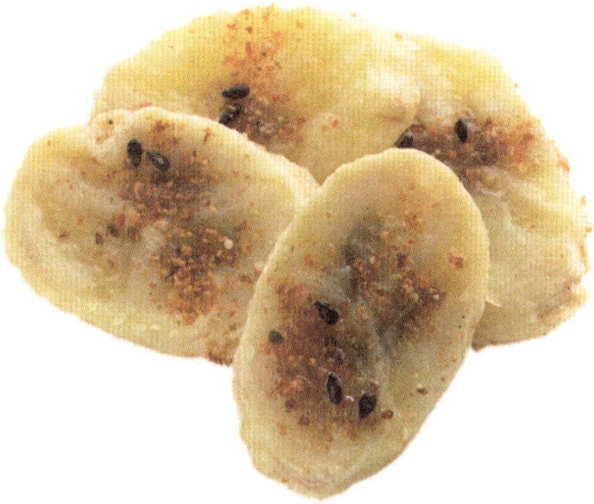

辣椒粉&盐

可达到燃烧脂肪效果
辣辣的风味

烤香蕉片裹上适量的辣椒粉与盐。辣椒中含有的辣椒素有助于脂肪燃烧。

黑胡椒&海盐

促进血液循环和消化
让人上瘾的滋味

烤香蕉片裹上适量的黑胡椒与海盐。黑胡椒具有促进血液循环和消化的作用。

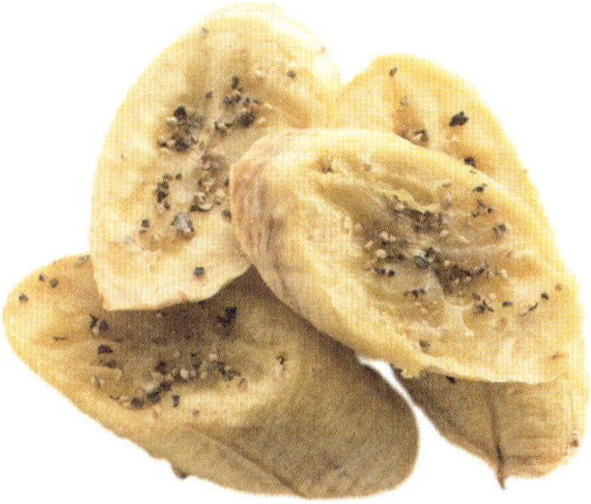

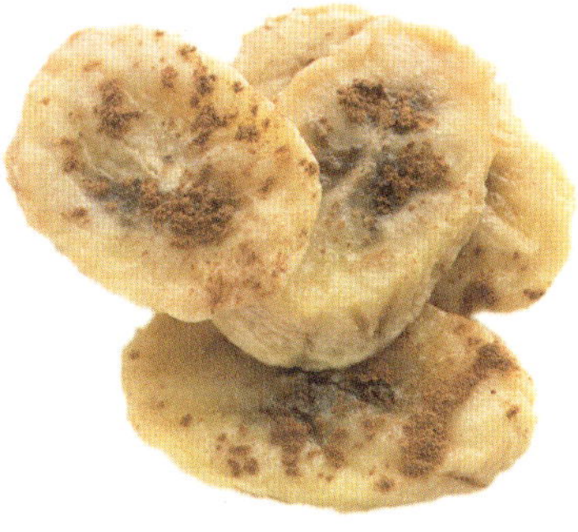

肉桂粉

有助于改善体寒
芬芳温润的风味

烤香蕉片裹上适量的肉桂粉。肉桂能改善血液循环，具有温暖身体的效果，还能增强胃肠功能。

浇在菜上吃或蘸着吃！

香蕉酱汁

香蕉与咖喱的口味其实很搭！这种融合两种食材的万能酱汁，尝试一次就会上瘾。

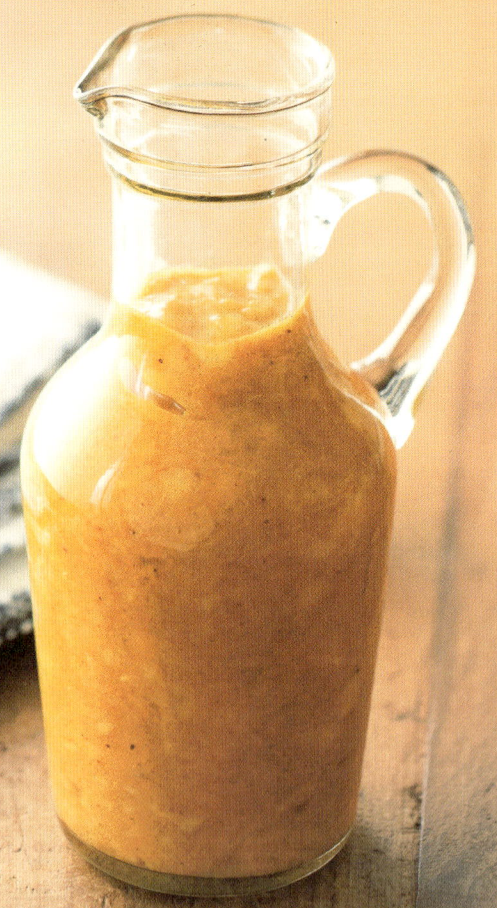

咖喱风味勾起食欲！

食材

香蕉…… 2 根
白醋…… 1 大匙
橄榄油…… 2 大匙
咖喱粉…… 1 大匙
酱油……1/2大匙
盐、蒜末……各1/2小匙

Banana meter

总量 1892 kJ

做法

1 压碎香蕉

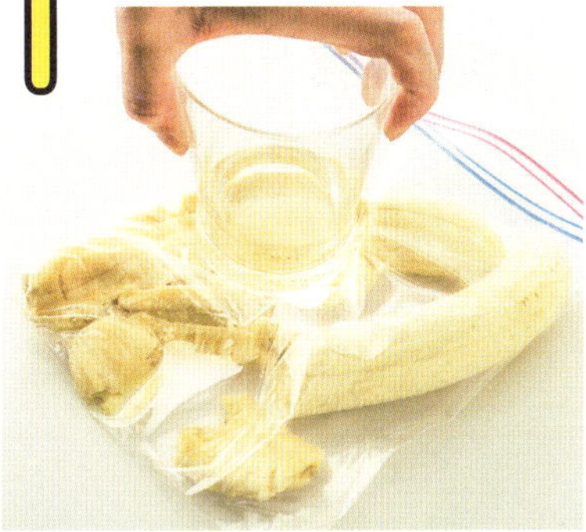

把香蕉放入塑料袋中，用杯子或空瓶底将香蕉压成泥。

2 加入剩余的食材

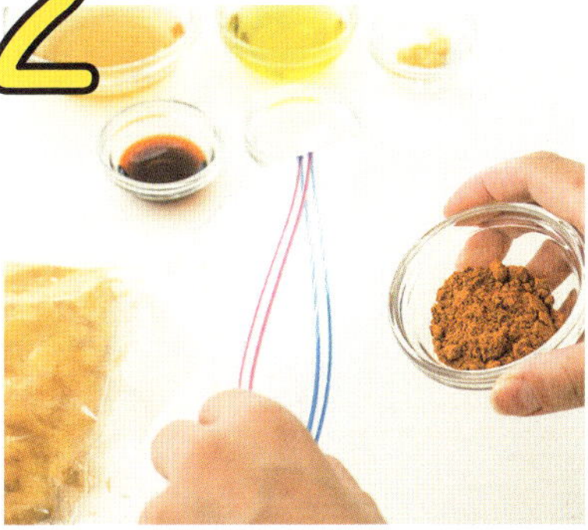

在 1 中加入剩余的食材。

3 混合

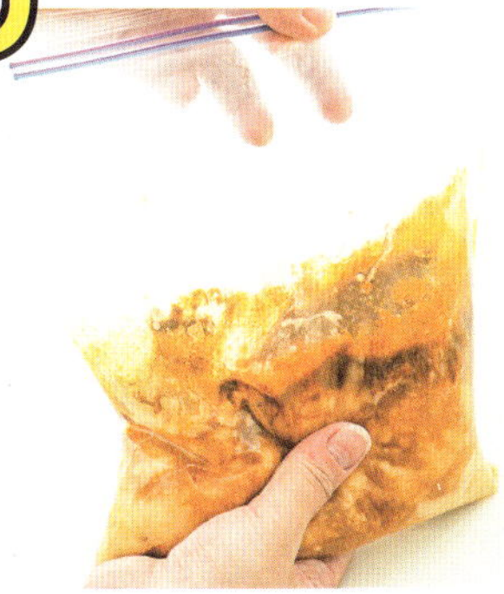

用手揉捏整个袋子，让所有食材混合均匀。

关于保存

放入带盖的干净容器中，冷藏可保存2周，冷冻可保存1个月。

要点！

可以根据自己的喜好搭配其他食材。将白醋换成黑醋味道更浓郁、清肠力也有所提升。加入酸奶，还可以用作烤肉的蘸料。

\ 可以这样吃！ /

香蕉酱汁的创意吃法

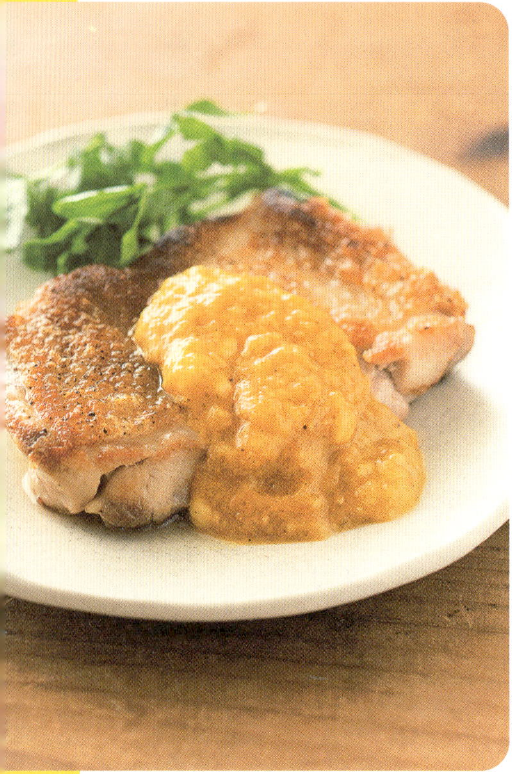

浇在烤肉上

香蕉酱汁与烤肉是绝配！将其作为甜酱料浇在嫩煎肉上，一道豪华硬菜就做好了。另外它与烤鱼的口味也很搭。

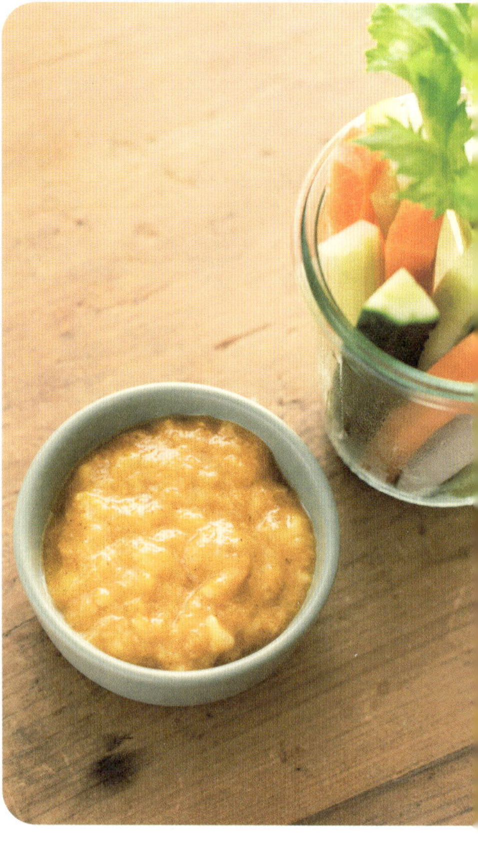

蔬菜蘸料

蔬菜蘸上香蕉酱汁，就可化身为爽口小菜。优点是可以让人吃下很多蔬菜。同样也可以用香喷喷的法棍面包蘸着酱汁吃。

第 5 章

更多乐享清肠的香蕉料理

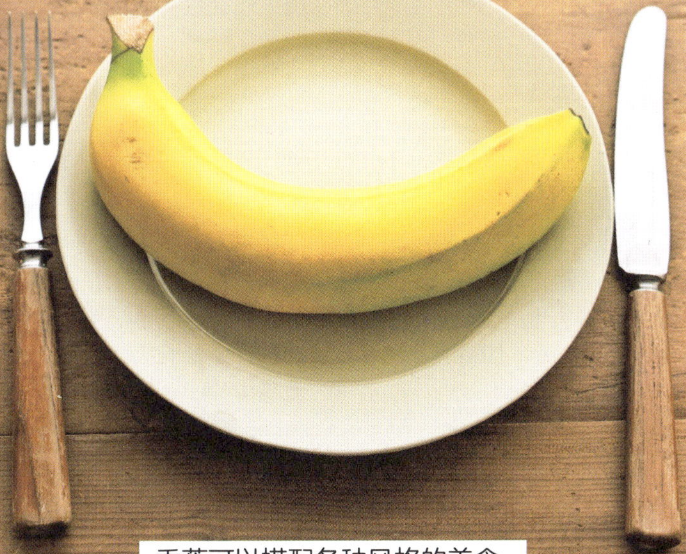

香蕉可以搭配各种风格的美食，
日料、西餐、中餐……
运用好香蕉的甜味，
就能减少白砂糖的用量，
这也是香蕉料理的一大魅力。

用香蕉做健康主食

香蕉面包

香蕉可以摇身一变，成为三明治、薄饼、法式咸派！

香蕉用量大，制作和食用都简单方便，因此特别推荐初用香蕉清肠术的人试试！

创意风味

3种香蕉三明治

生火腿&奶酪

食材（1人份）

香蕉……1根

生火腿……3片

奶酪片……1片

沙拉菜……3片

做法

将香蕉纵向对半切开，夹上生火腿、奶酪片和沙拉菜。

金枪鱼蛋黄酱&黄瓜

食材（1人份）

香蕉……1根

金枪鱼罐头……1罐

蛋黄酱、黄瓜（切薄片）……适量

黑胡椒……少许

做法

将香蕉纵向对半切开。在一半香蕉上放黄瓜、金枪鱼，淋适量蛋黄酱，撒上黑胡椒，再用另一半香蕉夹住。

芝麻酱&坚果

食材（1人份）

香蕉……1根

A | 黑芝麻酱……2大匙

  | 蜂蜜……1小匙

杏仁碎……1大匙

做法

将香蕉纵向对半切开。一半涂上A的混合物，放上杏仁碎，再用另一半香蕉夹住。香蕉皮可以用作餐具，方便拿在手上。

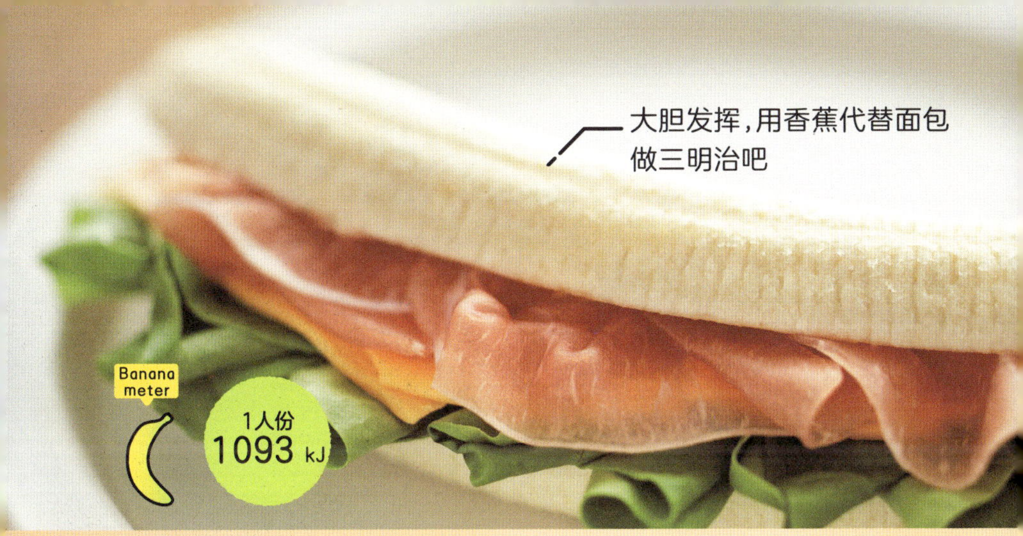

大胆发挥，用香蕉代替面包做三明治吧

Banana meter

1人份 1093 kJ

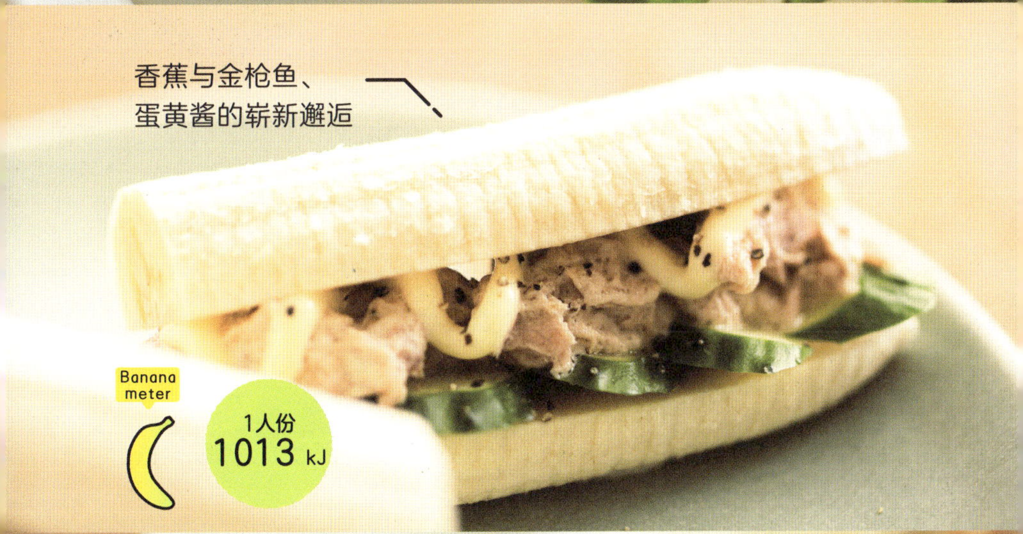

香蕉与金枪鱼、蛋黄酱的崭新邂逅

Banana meter

1人份 1013 kJ

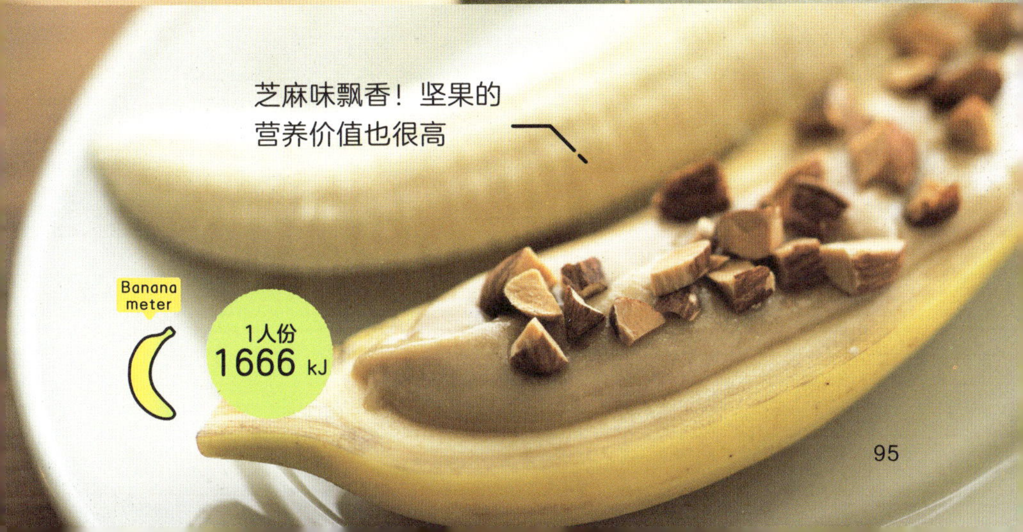

芝麻味飘香！坚果的营养价值也很高

Banana meter

1人份 1666 kJ

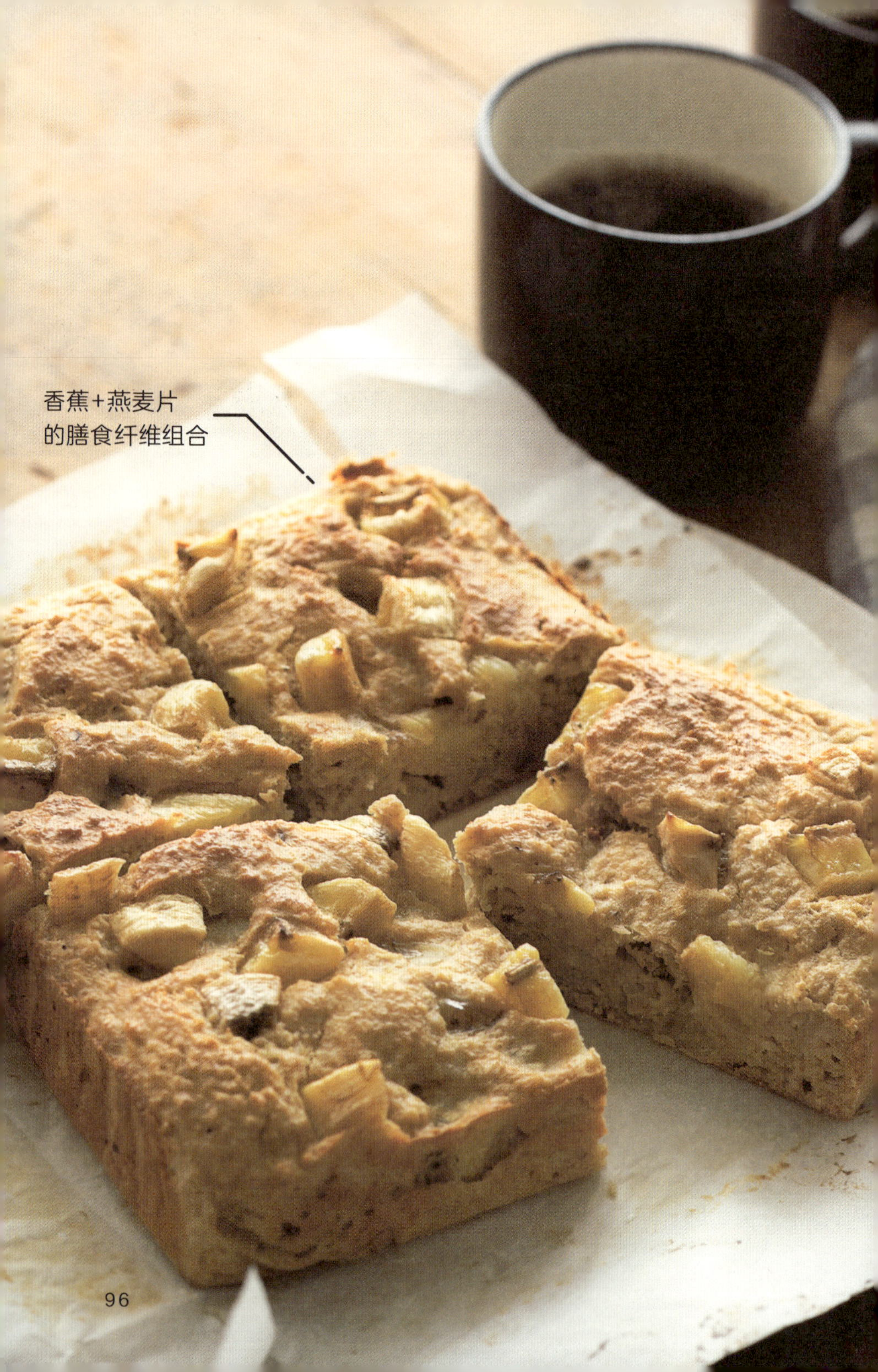
香蕉+燕麦片
的膳食纤维组合

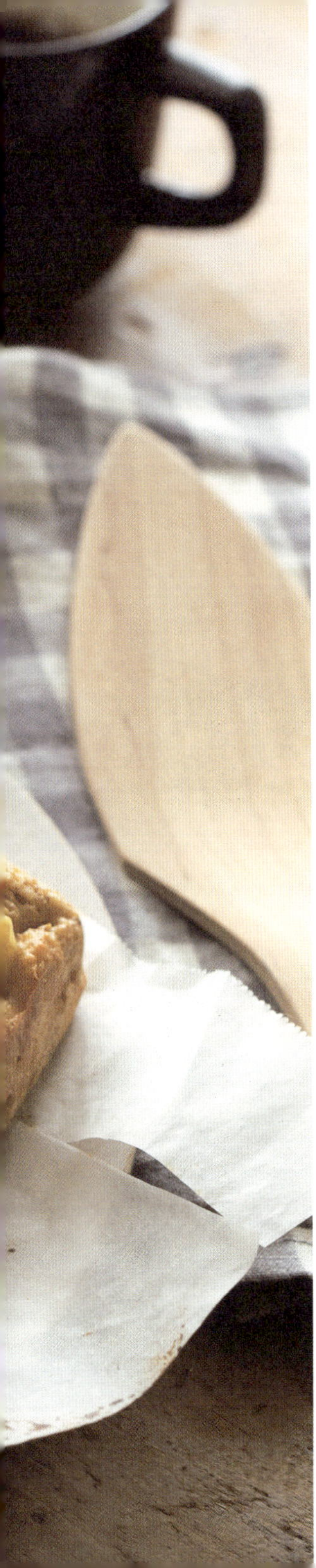

不需要发酵的香蕉面包

Banana meter

1/2个

1465 kJ

食材

燕麦片（速食型）……100 g
香蕉……1根
柠檬汁……1小匙
香蕉酱（参见第78页）……50 g
原味酸奶（无糖）……50 mL
鸡蛋……2个
水……50 mL

预先准备

在烤面包用的模具里铺上烘焙纸。

做法

1 在耐热容器中放入燕麦片与50 mL水，不盖保鲜膜，放入微波炉中加热1分钟。香蕉切小丁，淋入柠檬汁备用。

2 碗中放入1中的燕麦片、香蕉酱、酸奶、鸡蛋，用打泡器充分搅拌，再加入1中的香蕉丁，快速拌匀。

3 倒入模具中，放入烤箱烘烤30分钟。中途烤到表面焦黄后，盖上铝箔纸。

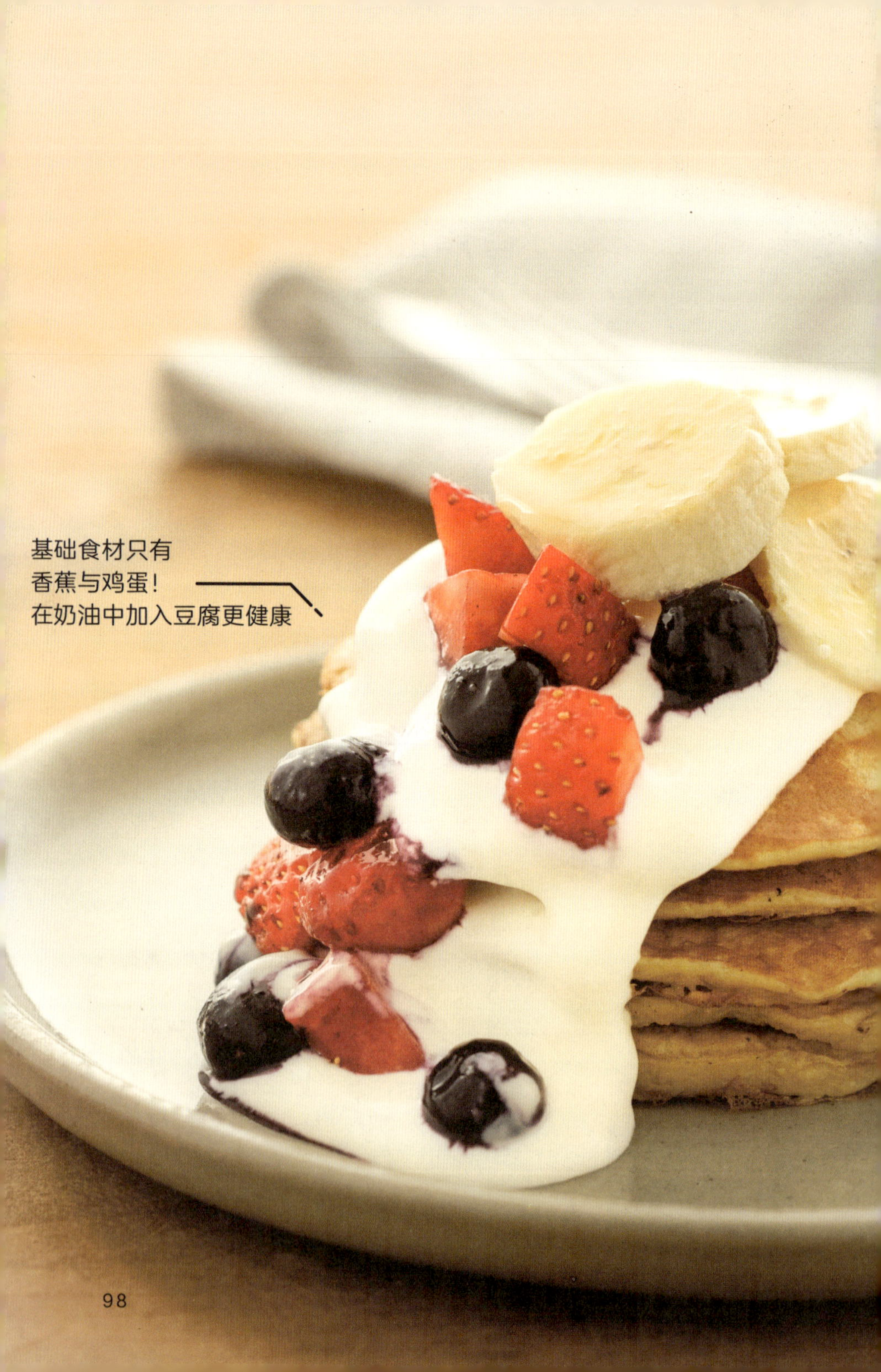

基础食材只有
香蕉与鸡蛋！
在奶油中加入豆腐更健康

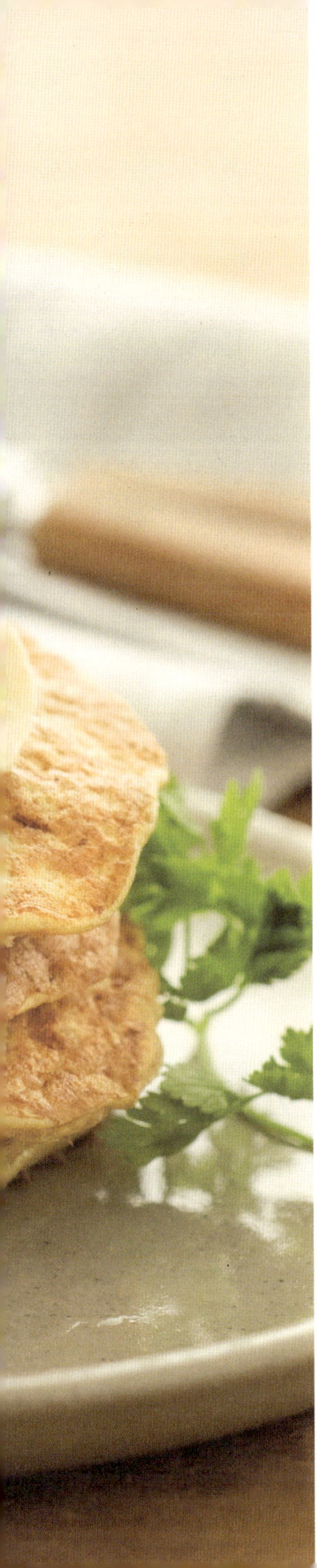

零负担的香蕉松饼

Banana meter

1人份 2126 kJ

食材（1人份）

香蕉……1根
鸡蛋……2个
豆奶油奶酪
- 南豆腐……100 g
- 奶油奶酪……40 g
- 枫糖浆……1大匙

喜欢的水果（草莓、蓝莓、香蕉等）……适量

做法

1. 用叉子将香蕉捣碎后放入碗中，加入鸡蛋，用打泡器搅拌均匀。
2. 小火加热煎锅（最好用不粘锅），从较高位置倒1，形成直径7～8 cm的圆饼，圆饼表面冒气泡后翻面，将两面煎至金黄色。
3. 制作豆奶油奶酪。搅拌器中放入沥水的南豆腐、奶油奶酪、枫糖浆，搅拌均匀。
4. 将2盛入盘中，浇上3，并用自己喜欢的水果点缀。

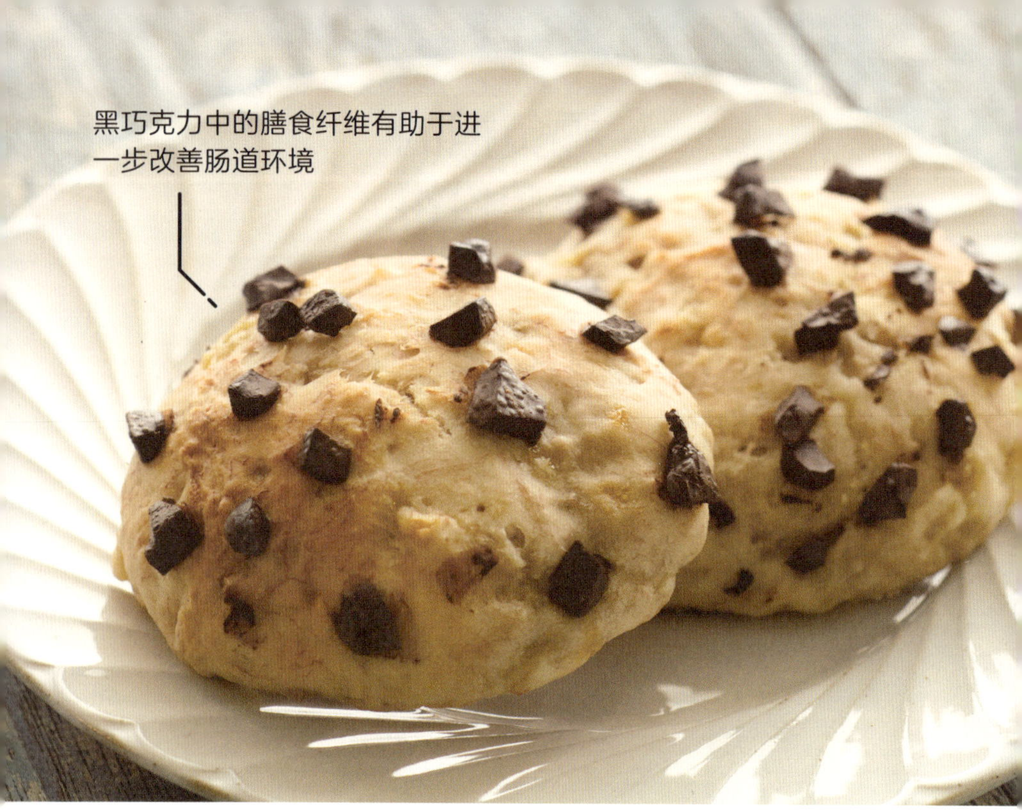
黑巧克力中的膳食纤维有助于进一步改善肠道环境

巧克力香蕉面包

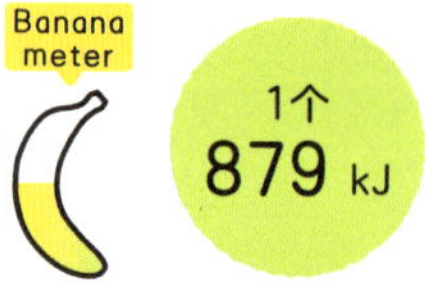
Banana meter
1个
879 kJ

食材

香蕉……2根
蛋糕粉……150 g
黑巧克力……20 g

做法

1 在裱花袋中放入香蕉并将其压成泥，加入蛋糕粉，搅拌均匀。封闭袋口，在袋子的一角剪一个小洞。

2 在烤箱中铺烘焙纸，将1在烘焙纸上挤成4个均匀的圆形，在圆形表面放上黑巧克力点缀，烘烤10分钟。中途烤至表面焦黄后盖上铝箔纸。

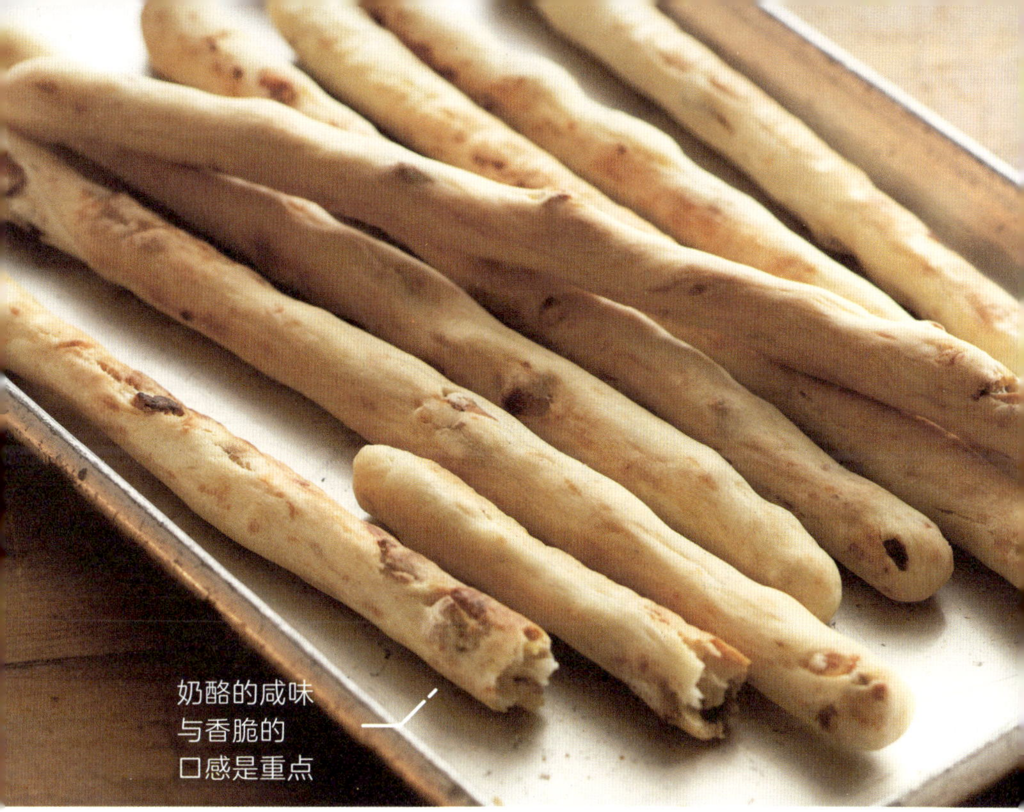
奶酪的咸味
与香脆的
口感是重点

香香脆脆的香蕉棍面包

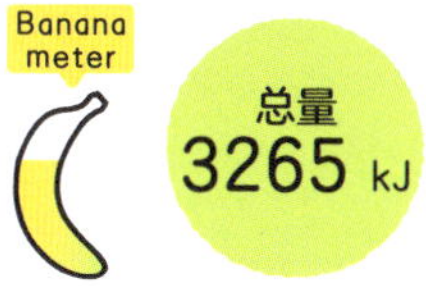
Banana
meter
总量
3265 kJ

食材

烤香蕉片（参见第86页）……50 g

A
- 低筋粉……180 g
- 橄榄油……1小匙
- 奶酪粉……2大匙
- 水……90 mL
- 盐……1/4小匙

做法

1 将烤香蕉片切碎。

2 将1、A放入碗中，用橡胶铲搅拌。搅成均匀的一团后，用手揉制，将其分为8等份，每份再揉成长约25 cm的棍状。

3 在烤盘中铺烘焙纸，摆上2，烘烤15分钟，中途烤制表面金黄后盖上铝箔纸。

满满香蕉，加上蓝莓，
让肠道更健康

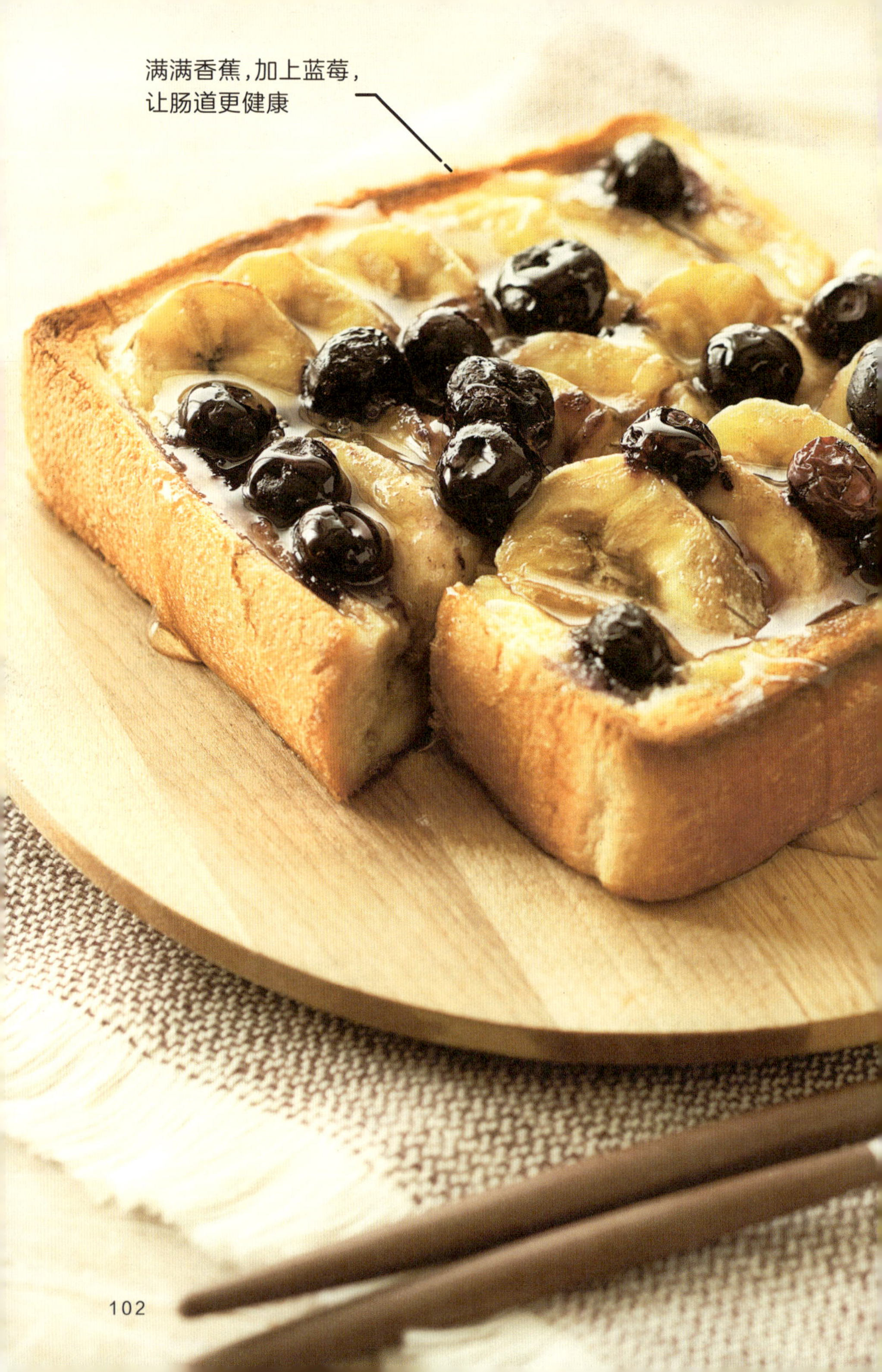

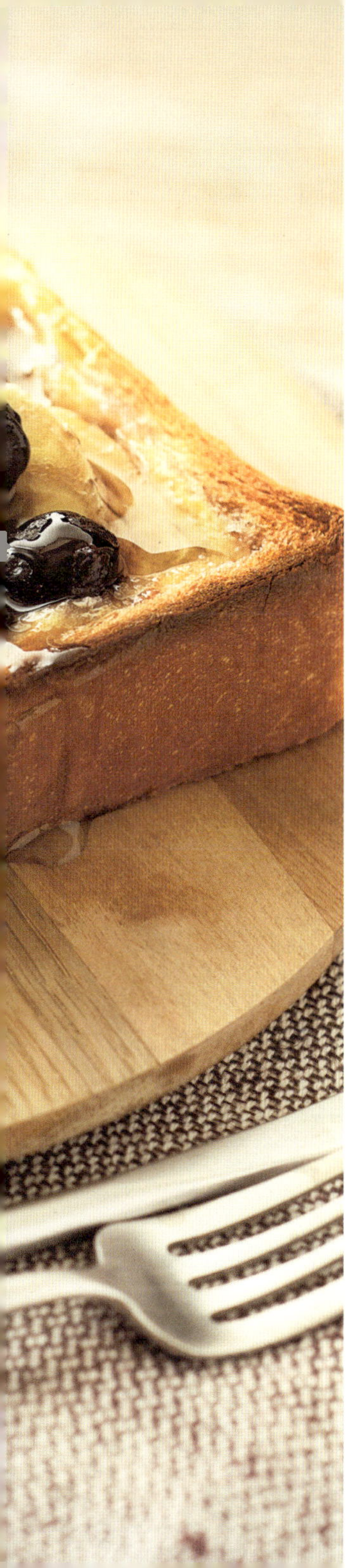

咸香十足的脆皮烤香蕉吐司

Banana meter

1人份 1289 kJ

食材（2人份）

香蕉……2根
厚切吐司……2片
蓝莓……40 g
A | 香蕉酱（参见第78页）……50 g
鸡蛋……1个
牛奶……100 mL
枫糖浆……适量

做法

1 沿面包皮内侧切一圈切口，将中央部分往下按，按出一个凹陷。
2 香蕉斜切片。
3 在1的凹陷中摆上香蕉片与蓝莓，浇上混合均匀的A，在烤箱中烘烤15分钟，中途烤制表面金黄后盖上铝箔纸。烤好后切成合适的大小盛入餐具中，根据喜好浇上枫糖浆。

法式
香蕉吐司棒

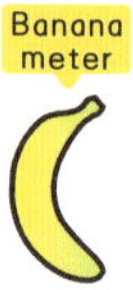

1人份
2587 kJ

食材（2人份）

香蕉……2根
面包（三明治用）……8片
火腿……4片
奶酪片……4片
A | 鸡蛋……1个
　 | 牛奶……2大匙
黄油……5 g
枫糖浆（或蜂蜜）……适量

做法

1 将2片面包平铺开，中间重叠1 cm左右，用筷子将重叠部分压实，拼成长方形的面包片，一共这样做4片。将香蕉切成两半备用。

2 在1的每片面包上各放1片火腿、1片奶酪片，再放上1中的香蕉作内芯，然后将面包片沿着香蕉形状卷起来，卷完后捏合好。这样做成4根面包棒，浸入混合均匀的A中。

3 用中小火加热煎锅、融化黄油，翻煎2至表面呈金黄。出锅后切成合适的大小盛入餐具中，根据喜好浇上枫糖浆或蜂蜜。

配菜丰富的
香蕉三明治

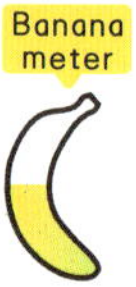

1人份
1775 kJ

食材（2人份）

香蕉……1根
厚切吐司面包……2片
生火腿……6片
生菜……2片
A | 冷冻香蕉球（参见第82页）
　 | ……1个
　 | 蛋黄酱……2小匙
　 | 大蒜（切末）……少许

做法

1 香蕉切薄片，生菜切片备用。将A中的冷冻香蕉球解冻，与其他食材混合均匀。

2 面包切成两半，断面中央切出一道缝，塞入香蕉、生火腿、生菜，浇入A。

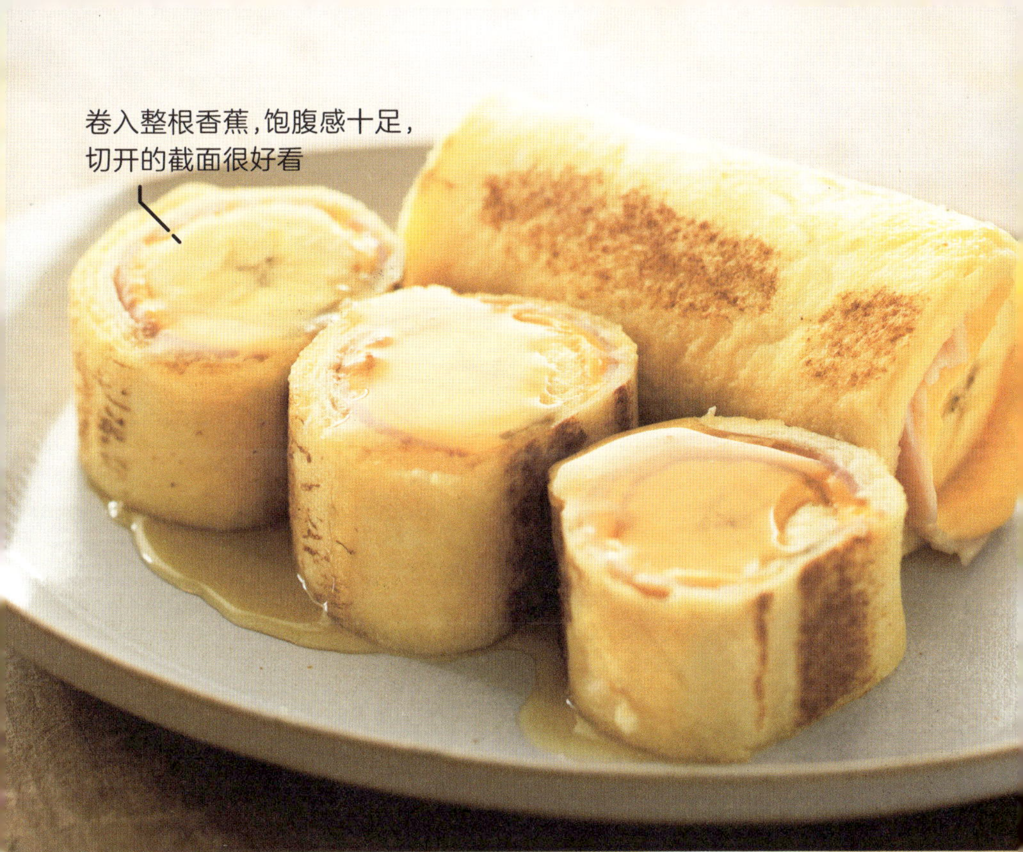
卷入整根香蕉，饱腹感十足，
切开的截面很好看

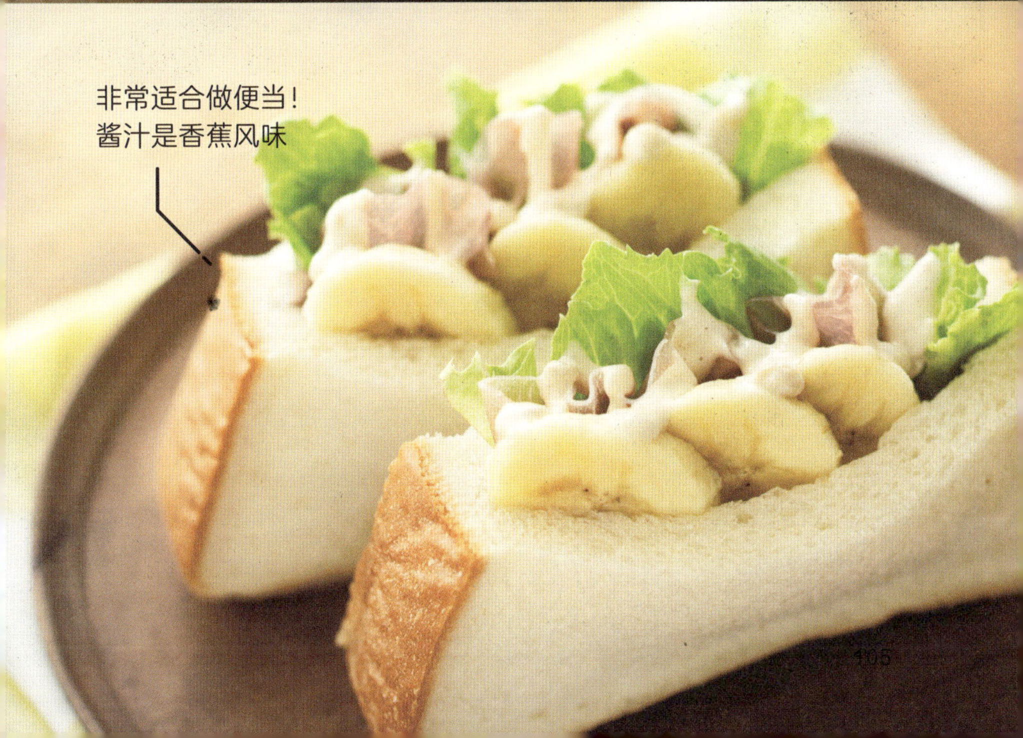
非常适合做便当！
酱汁是香蕉风味

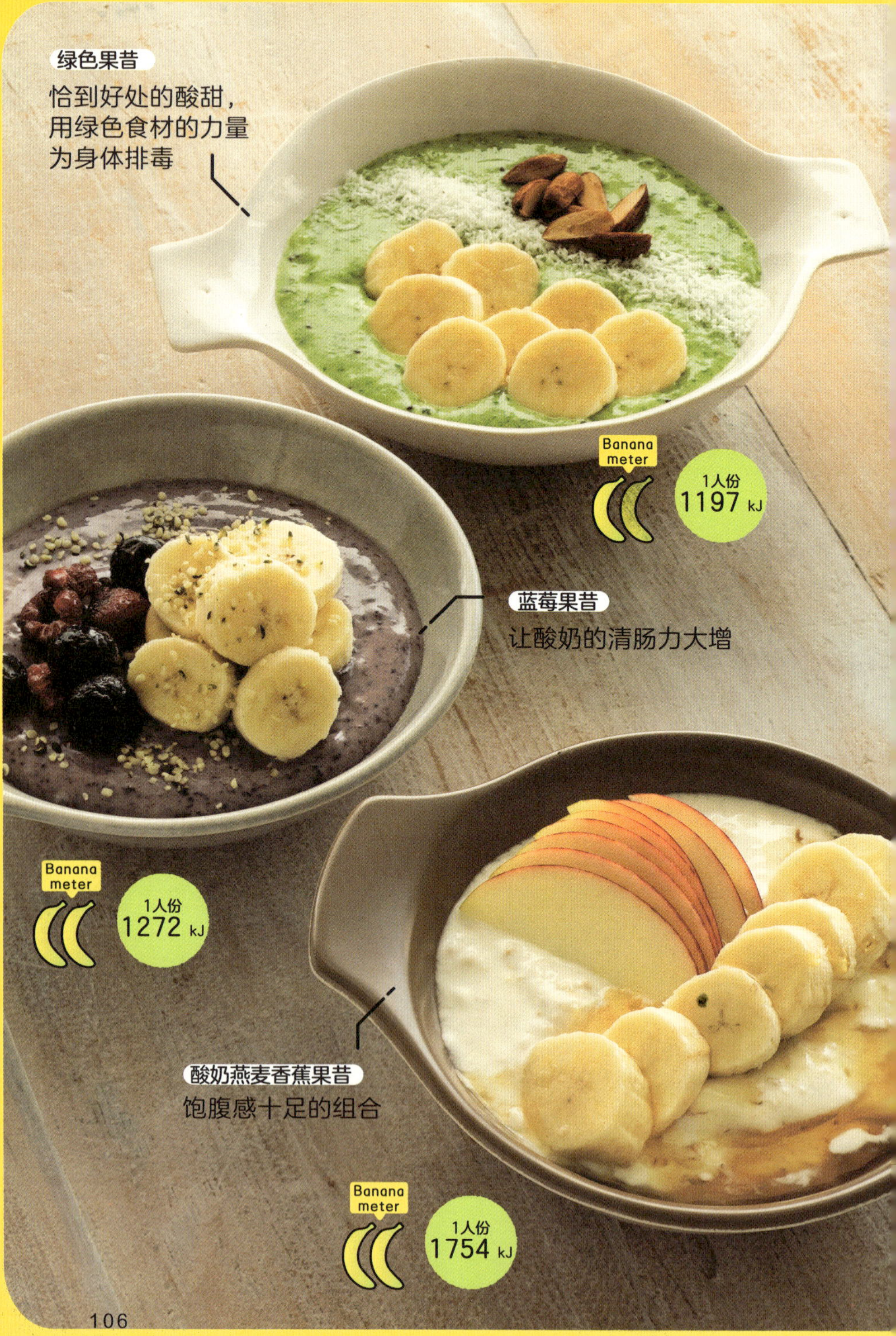
绿色果昔
恰到好处的酸甜，
用绿色食材的力量
为身体排毒
Banana meter
1人份
1197 kJ
蓝莓果昔
让酸奶的清肠力大增
Banana meter
1人份
1272 kJ
酸奶燕麦香蕉果昔
饱腹感十足的组合
Banana meter
1人份
1754 kJ

这样的主食怎么样？

一餐就能吃到2根香蕉的食谱
3种浓缩清肠力的碗装果昔

绿色果昔

食材（1人份）

香蕉……1根　　小松菜……50 g
猕猴桃……50 g　牛奶……100 mL
顶部配料
- 香蕉（切薄片）……1根
- 杏仁碎……适量
- 椰粉……适量

做法

将香蕉、小松菜、猕猴桃切成适当大小，倒入搅拌机中，加入牛奶，搅拌均匀。倒入碗中，撒上顶部配料。

蓝莓果昔

食材（1人份）

香蕉……1根　　蓝莓……50 g
原味酸奶（无糖）……50 mL
牛奶……50 mL
顶部配料
- 香蕉（切薄片）……1根
- 混合莓果（冷冻）……50 g
- 火麻仁……适量

做法

将顶部配料以外的食材全部放入搅拌机，搅拌均匀。倒入碗中，撒上顶部配料。

酸奶燕麦香蕉果昔

食材（1人份）

香蕉……1根
原味酸奶（无糖）……200 mL
燕麦片（速食型）……30 g
顶部配料
- 香蕉（切薄片）……1根
- 苹果（切薄片）……50 g
- 枫糖浆……适量

做法

用叉子将香蕉捣碎，与酸奶、燕麦片混合后放入碗中，在冰箱中静置一晚后拿出，放入香蕉片、苹果片做的顶部配料，根据喜好淋上枫糖浆。

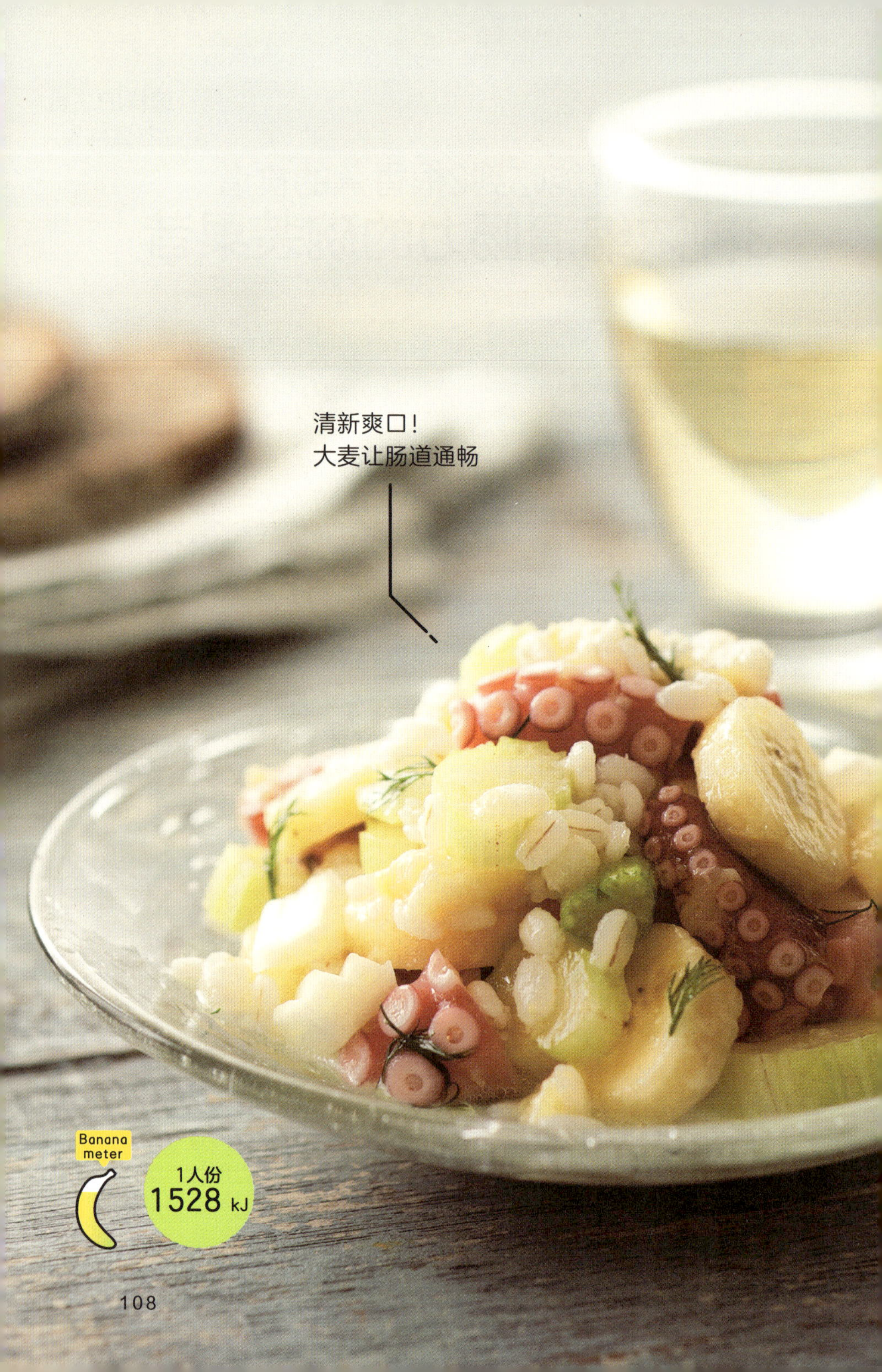

清新爽口！
大麦让肠道通畅

Banana meter

1人份
1528 kJ

香蕉也能和蔬菜搭配
香蕉沙拉

口感略硬、不那么甜的“膳食纤维香蕉”最适合做沙拉的配菜，让菜肴口感更加丰富！

章鱼香蕉海鲜沙拉

食材（2人份）

香蕉……1根
章鱼……100 g
西洋芹……50 g
押麦[1]……30 g
莳萝（如有）……少许
A | 香蕉酱（参见第78页）……1大匙
柠檬汁……2大匙
橄榄油……3大匙
盐……1/2小匙

做法

1 香蕉切圆片，章鱼切大块，西洋芹切成1 cm的小段。
2 开水煮麦片15分钟，捞出后用流动的水冲洗。
3 碗中放入A，再加入1、2，如有莳萝可以用手撕碎后点缀。

1 押麦是指将大麦蒸煮过后再压扁的大麦。可用燕麦代替。

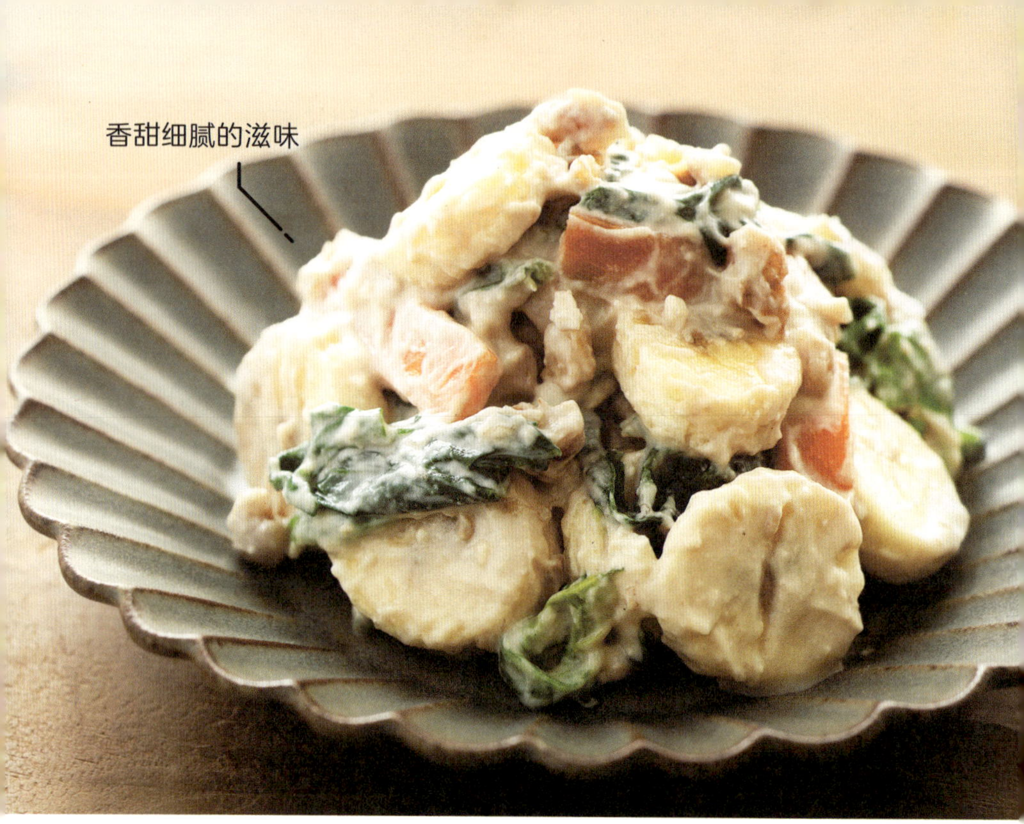

口感温和的香蕉拌菜

1人份
929 kJ

食材（2人份）

香蕉……1根
菠菜……50 g
胡萝卜……20 g
核桃碎……30 g
A 香蕉酱（参见第78页）……2小匙
南豆腐（沥水）……1/3块（100 g）
味噌……2小匙
白芝麻碎……1大匙

做法

1 香蕉切成圆片。菠菜冲洗后用保鲜膜包裹，放入微波炉加热2分钟，脱去水分，再切成3～4 cm的小段。胡萝卜切短细条，用保鲜膜包裹，放入微波炉加热40秒。

2 将A放入搅拌机，充分搅拌均匀。加入1和核桃碎拌匀。

北京烤鸭风味的香蕉生菜卷

食材（2人份）

烤香蕉片（参见第86页）……70 g
黄瓜……1/3根
胡萝卜……1/8根
大葱段……5 cm
生菜……适量

A
- 香蕉酱（参见第78页）……1大匙
- 鸡肉末……150 g
- 甜面酱……2大匙
- 料酒……1大匙
- 酱油……1小匙
- 芝麻油……2小匙

做法

1. 将烤香蕉片对半切开，黄瓜、胡萝卜、大葱切丝备用。
2. 制作肉酱。炒锅中放入A充分搅拌。开中火，煎炒至肉松状。
3. 生菜撕成适当大小，卷上1和2即可食用。

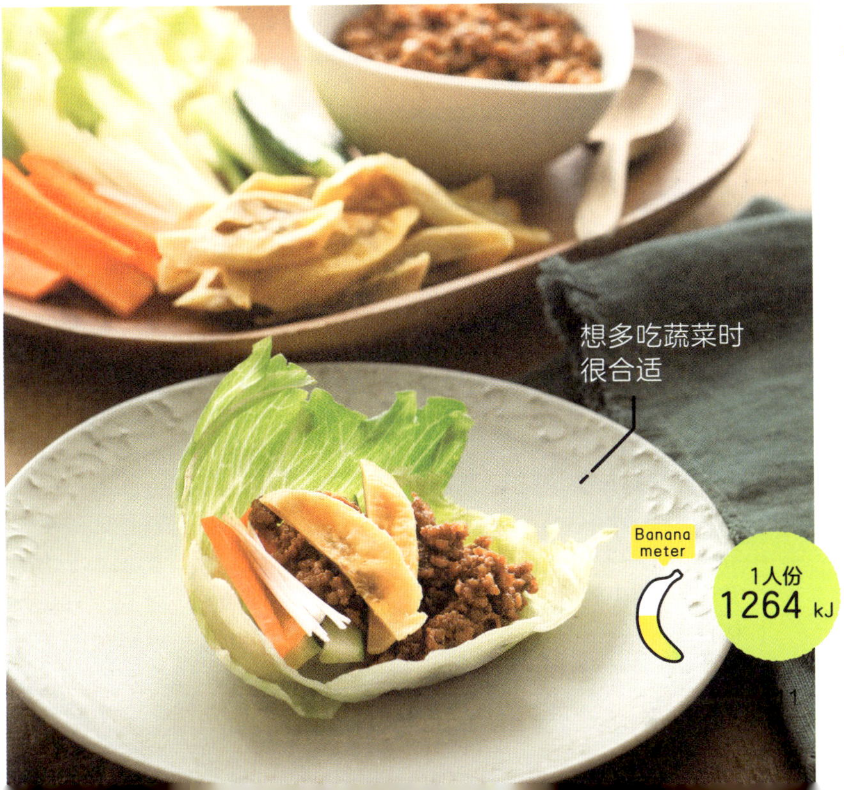
想多吃蔬菜时
很合适
Banana meter
1人份
1264 kJ

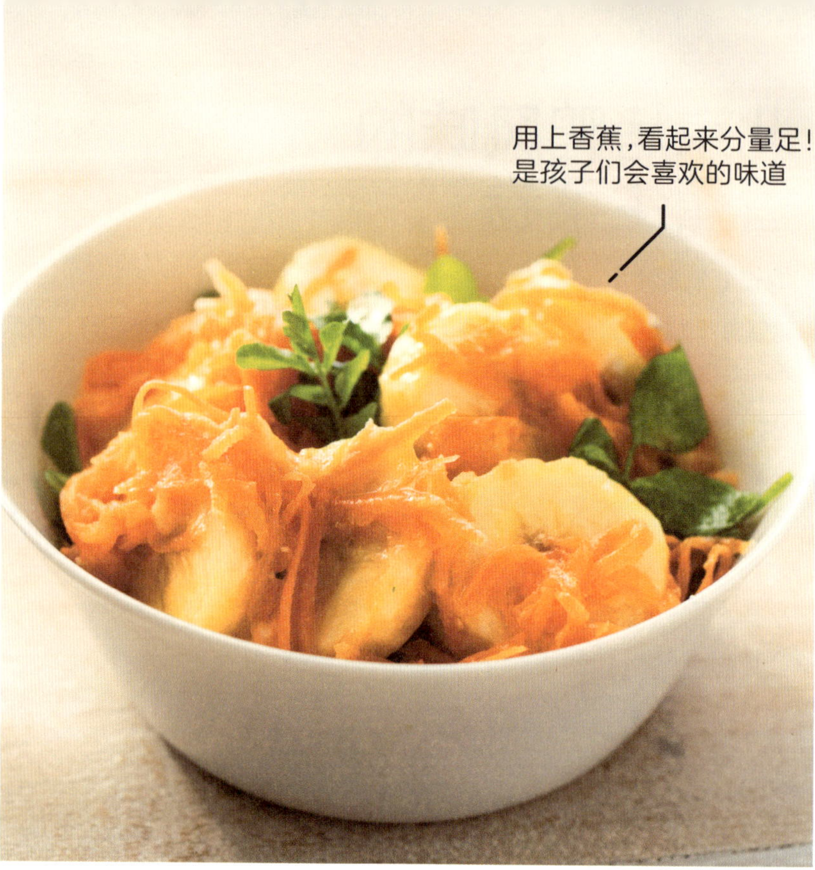
用上香蕉，看起来分量足！
是孩子们会喜欢的味道

香蕉
胡萝卜丝

Banana
meter

1人份
799 kJ

食材（2人份）

胡萝卜……50 g
香蕉……1根
豆瓣菜……1/2束
A
冷冻香蕉球（参见第82页）……1个
白醋……2小匙
柠檬汁……1小匙
盐……1/3小匙
橄榄油……2大匙

做法

1 将胡萝卜切成细丝，香蕉切成圆片，豆瓣菜叶切碎，茎切细丝。

2 将A中的冷冻香蕉球解冻，并与其他调味品混合搅拌，再加入1，放入冰箱冷藏10分钟左右拿出即可食用。

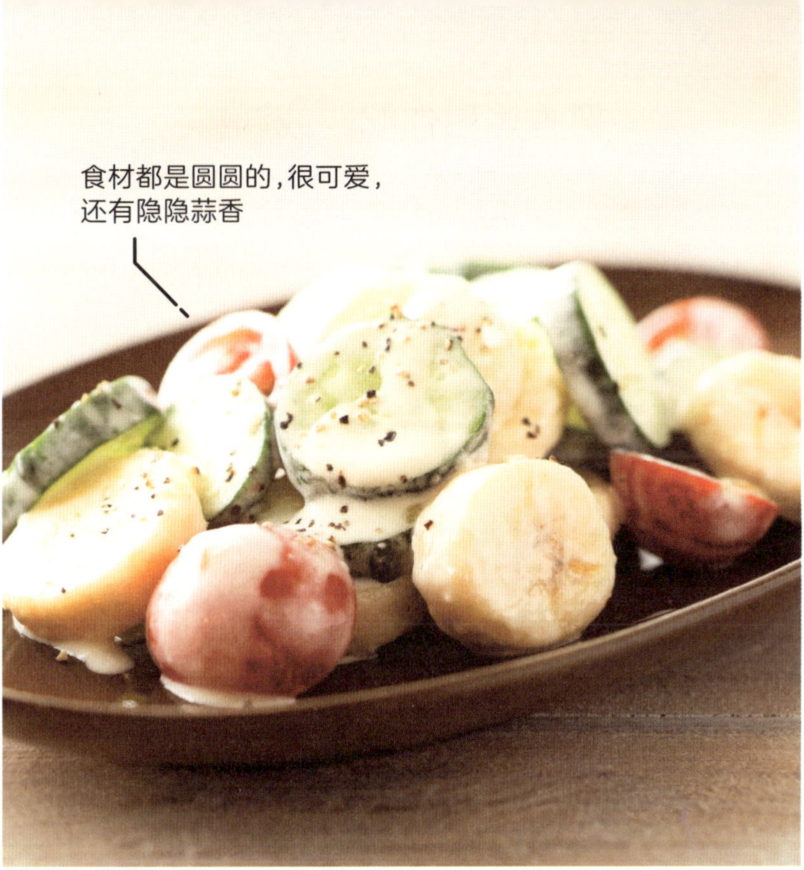

香蕉
蛋黄酱沙拉

Banana meter

1人份
414 kJ

食材（2人份）

香蕉……1根
黄瓜……1根
小西红柿……5～6个
A　蛋黄酱……2小匙
　　原味酸奶（无糖）……1大匙
　　大蒜（切末）……少许
黑胡椒……适量

做法

1 香蕉与黄瓜切成圆片，小西红柿对半切开。
2 将A放入碗中混合，再加入1拌匀。盛入餐具中，撒上适量黑胡椒。

把香蕉用作配料或调料

香蕉主菜

“膳食纤维香蕉”甜度适中，在主菜中也可以派上大用场，能让菜肴味道浓郁、变得更加可口，特别下饭！

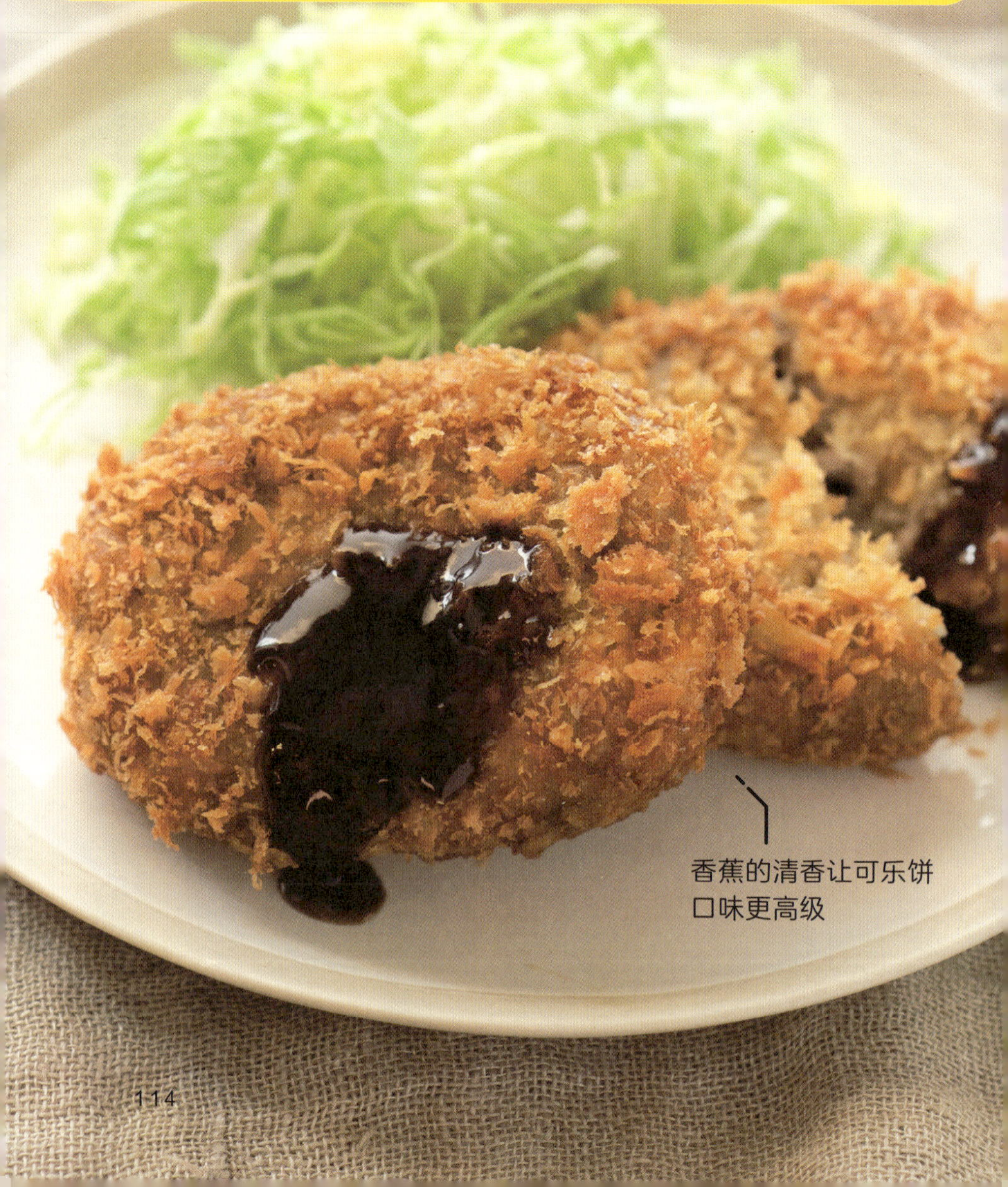

香蕉的清香让可乐饼口味更高级

微甜的香蕉可乐饼

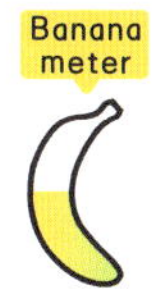

2个
2160 kJ

食材（4个）

香蕉……1根
土豆……200 g
猪肉末……80 g
洋葱（切末）……1/4个
盐、胡椒……各少许
A | 蛋黄酱……1大匙
盐……1/2小匙
胡椒……少许
面包糠、小麦粉、搅匀的蛋液、炸食物用的油……各适量
色拉油……1/2大匙

做法

1 将香蕉压成泥。土豆带皮洗干净后包上保鲜膜，放入微波炉加热4分钟，趁热剥皮并压成泥。
2 炒锅中放入色拉油并用中火加热，然后炒肉末与洋葱，用盐、胡椒调味后放凉。
3 碗中放入1、2、A并拌匀，分成4等份，再揉制成椭圆形。按照小麦粉、蛋液、面包糠的顺序裹上面衣，用170 ℃的热油炸至金黄。

要点！　希望大家学会妙用香蕉泥！

加入香蕉泥，给可乐饼增添一点甜味，比只放土豆泥的可乐饼好吃多了。搭配土豆沙拉、土豆奶酪烤菜或者单纯配肉都很美味。

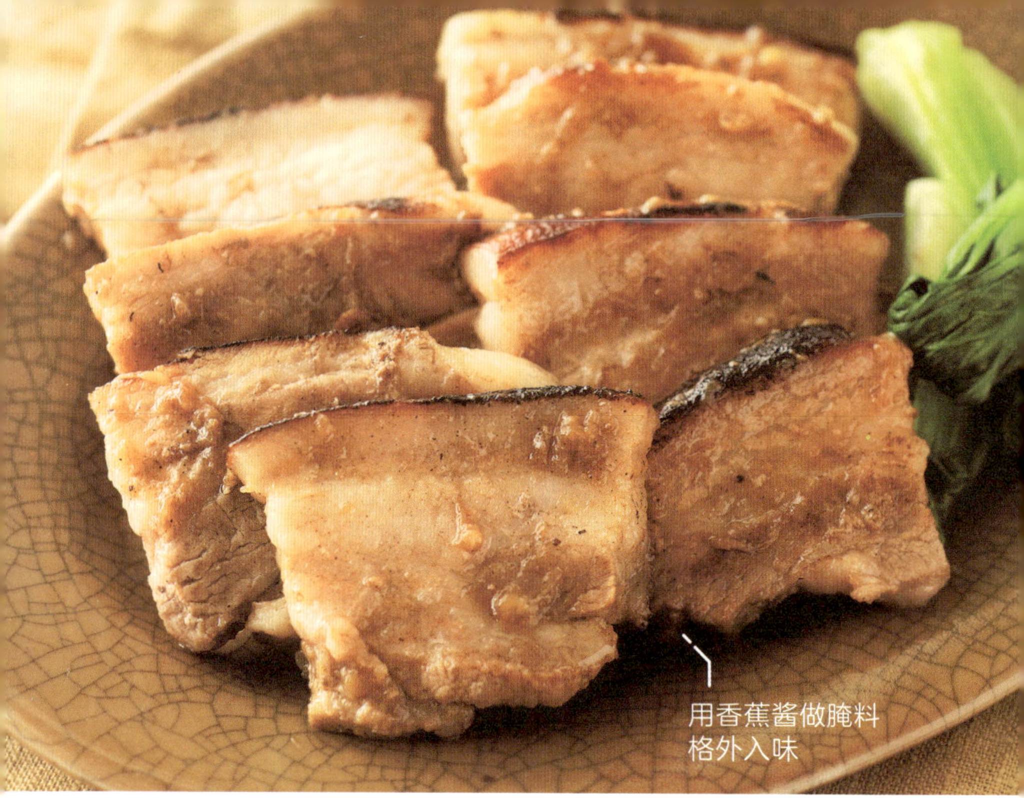

美味的
香蕉煎猪肉

1人份
2474 kJ

食材（2人份）

五花肉……300 g

A
- 香蕉酱（参加第78页）……5大匙
- 酱油……1大匙
- 大蒜（切末）……1/2小匙

做法

1 用叉子在五花肉上戳几个孔。将A混合均匀后涂在五花肉上，用保鲜膜包裹，在室温下放置30分钟。A的腌料留一部分。

2 将1铺在耐热盘上，放入微波炉中加热3分钟。

3 中小火加热炒锅，放入2的五花肉。肉块的两面各煎1分钟，拿出切薄片。

4 在3的炒锅中再放入剩余的腌料，收汁至黏稠，浇在3的猪肉片上。

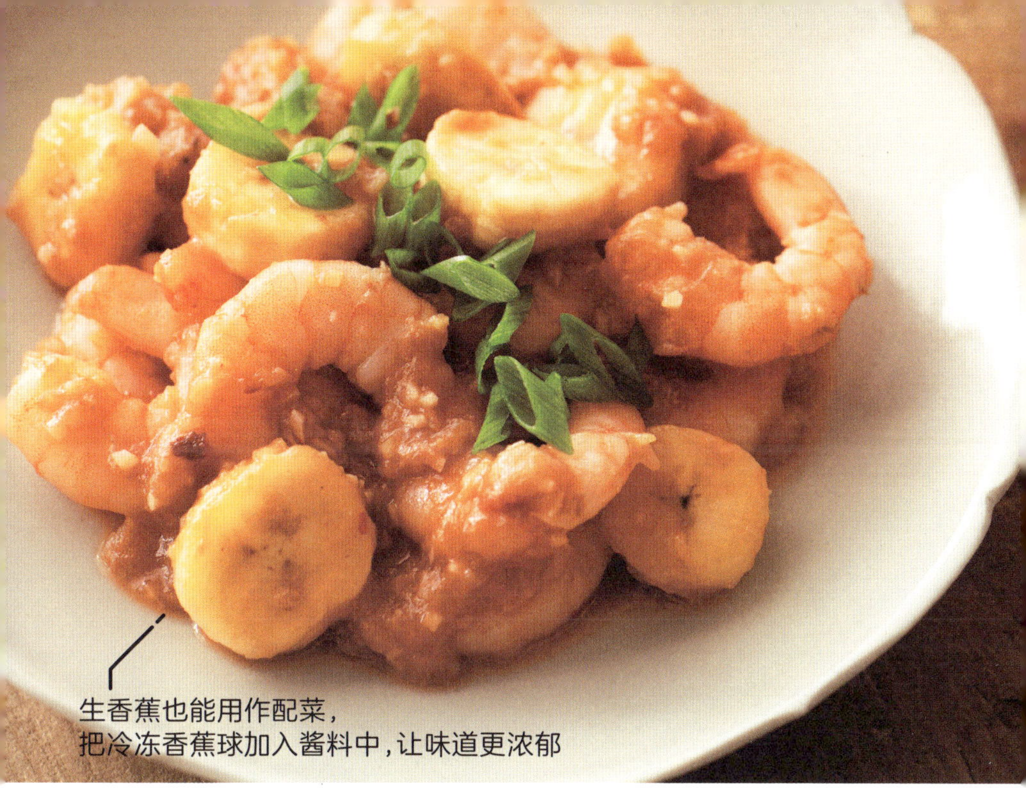

生香蕉也能用作配菜，
把冷冻香蕉球加入酱料中，让味道更浓郁

浓郁的香蕉风味虾球

Banana meter

1人份 799 kJ

食材（2人份）

香蕉……1根
虾仁……200 g
A
- 生姜（切末）……1/2片
- 大蒜（切末）……1/2片
- 豆瓣酱……1/2大匙
- 番茄酱……1大匙
- 酱油……2小匙
- 冷冻香蕉球（参见第82页）……3个
- 水……100 mL

芝麻油……少许

做法

1 香蕉切成圆片。

2 在锅中放入A，中火加热至沸腾，再放入虾仁与香蕉，煮2～3分钟至虾仁熟透后，淋上芝麻油。

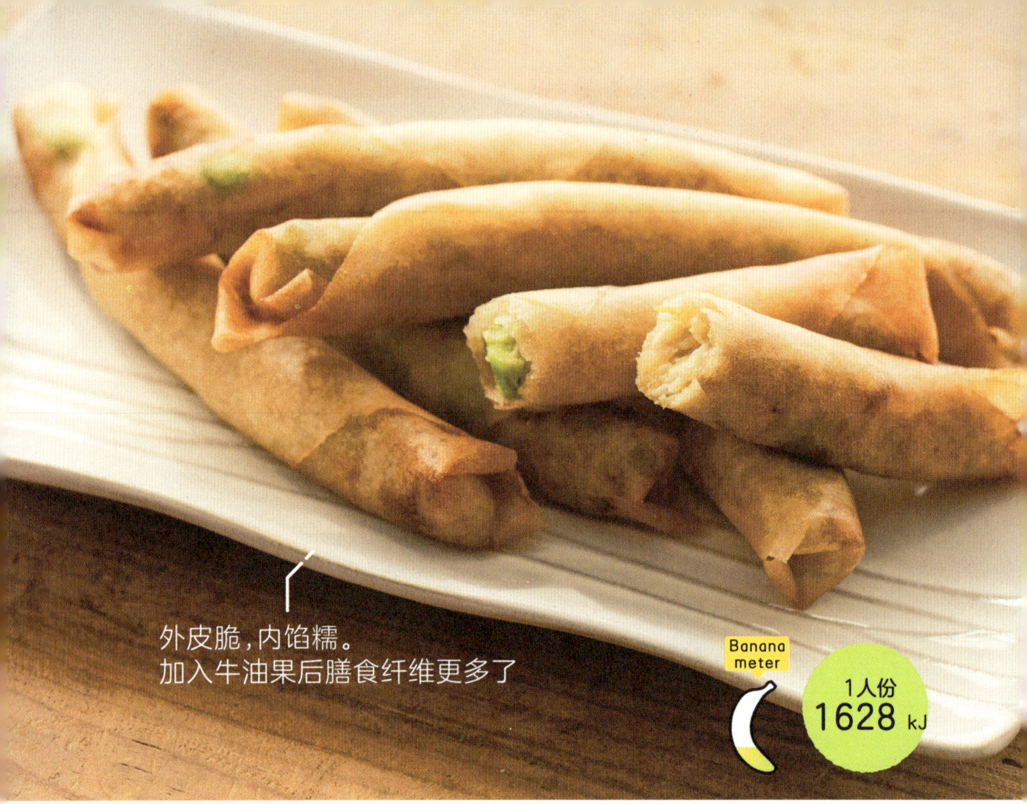
外皮脆，内馅糯。
加入牛油果后膳食纤维更多了
Banana meter
1人份
1628 kJ

香蕉
牛油果春卷

食材（2人份）

冷冻香蕉球（参见第82页）……6个
比萨奶酪……40 g
牛油果……1/2个
酱油……1小匙
春卷皮……3张
水淀粉、炸食物的油……各适量

做法

1 耐热容器中放入冷冻香蕉球，用微波炉解冻。用叉子将牛油果捣碎。

2 碗中放入1、比萨奶酪、酱油并混合均匀。

3 将春卷皮切成三角形，中间放上2后卷成棒状，卷好的尽头处用水淀粉粘住。放入锅中用170 ℃的热油炸至金黄。

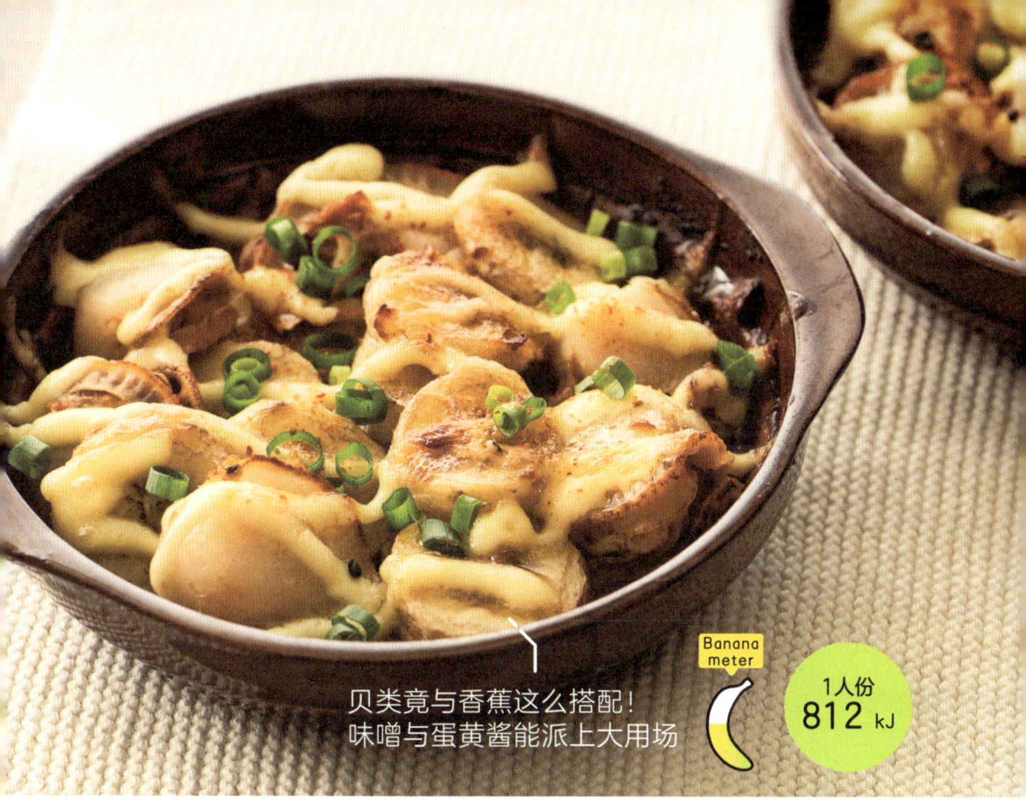
贝类竟与香蕉这么搭配！
味噌与蛋黄酱能派上大用场
Banana meter
1人份
812 kJ

蛋黄酱
味噌烤扇贝香蕉

食材（2人份）

香蕉……1根
煮熟的扇贝……200 g
冷冻香蕉球（参见第82页）……1个
味噌……1大匙
蛋黄酱……2小匙
小葱（切末）……适量

做法

1 香蕉切成圆片。
2 在耐热容器中放入冷冻香蕉球，用微波炉解冻后，加入味噌并拌匀。
3 耐热盘底部涂上2，交错摆入香蕉与扇贝，呈线状挤上蛋黄酱。放入烤箱中烘烤约5分钟，最后撒上小葱。

把香蕉当作晚酌小菜

香蕉下酒菜

香蕉用来下酒也很不错。多了恰到好处的果味，下酒菜的味道也升级了。

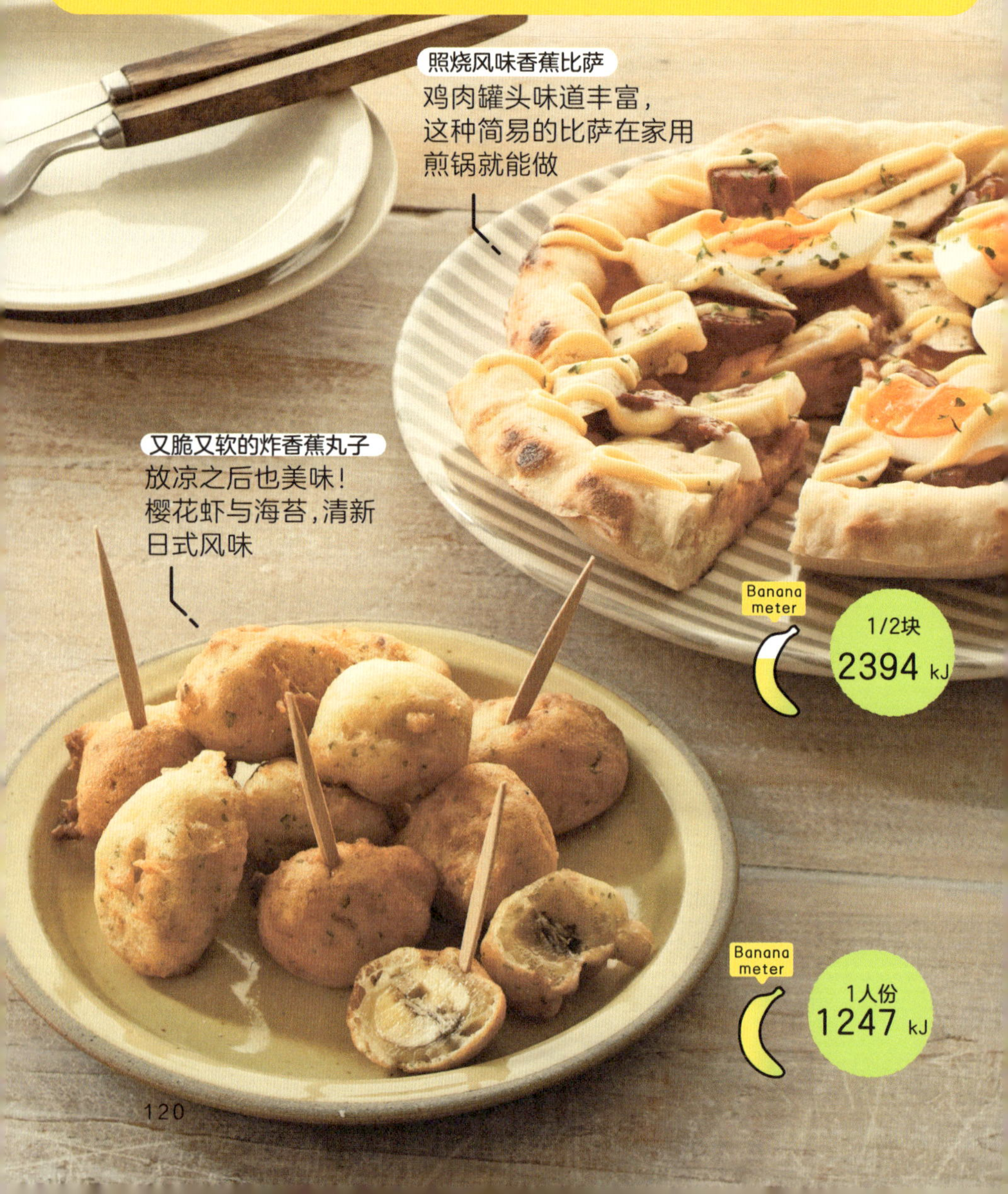
照烧风味香蕉比萨
鸡肉罐头味道丰富，
这种简易的比萨在家用
煎锅就能做
Banana
meter
1/2块
2394 kJ
又脆又软的炸香蕉丸子
放凉之后也美味！
樱花虾与海苔，清新
日式风味
Banana
meter
1人份
1247 kJ

照烧风味香蕉比萨

食材（直径21cm的分量）

A
- 冷冻香蕉球（参见第82页）……4个
- 水……4大匙

低筋粉……180 g
发酵粉……1/2大匙
顶部配料
- 奶酪片……2片
- 烤鸡肉罐头……1罐
- 煮鸡蛋（切成瓣）……1个
- 香蕉（切薄片）……1根
- 蛋黄酱……适量
- 干欧芹……少许

做法

1. 在耐热容器中放入A，用微波炉加热1分钟。
2. 在塑料袋中放入1、低筋粉、发酵粉，充分混合均匀后铺满煎锅，加盖用中小火煎烤7分钟。揭开盖子后翻面，烤3分钟。
3. 再次翻面，放奶酪片、烤鸡肉、罐头汁、煮鸡蛋、香蕉，再挤上蛋黄酱，最后撒上干欧芹。

又脆又软的炸香蕉丸子

食材（2人份）

香蕉……2根
A
- 低筋粉……40 g
- 马铃薯淀粉……15 g
- 发酵粉……1/2小匙
- 鸡蛋……1/2个
- 盐……1/3小匙
- 色拉油……1小匙
- 水……40 mL
- 樱花虾……1大匙
- 海苔碎……1/3小匙

炸食物的油……适量

做法

1. 香蕉切成大块。
2. 碗中放入A，并搅拌均匀，裹在1上，再放入170 ℃的热油中炸至金黄。

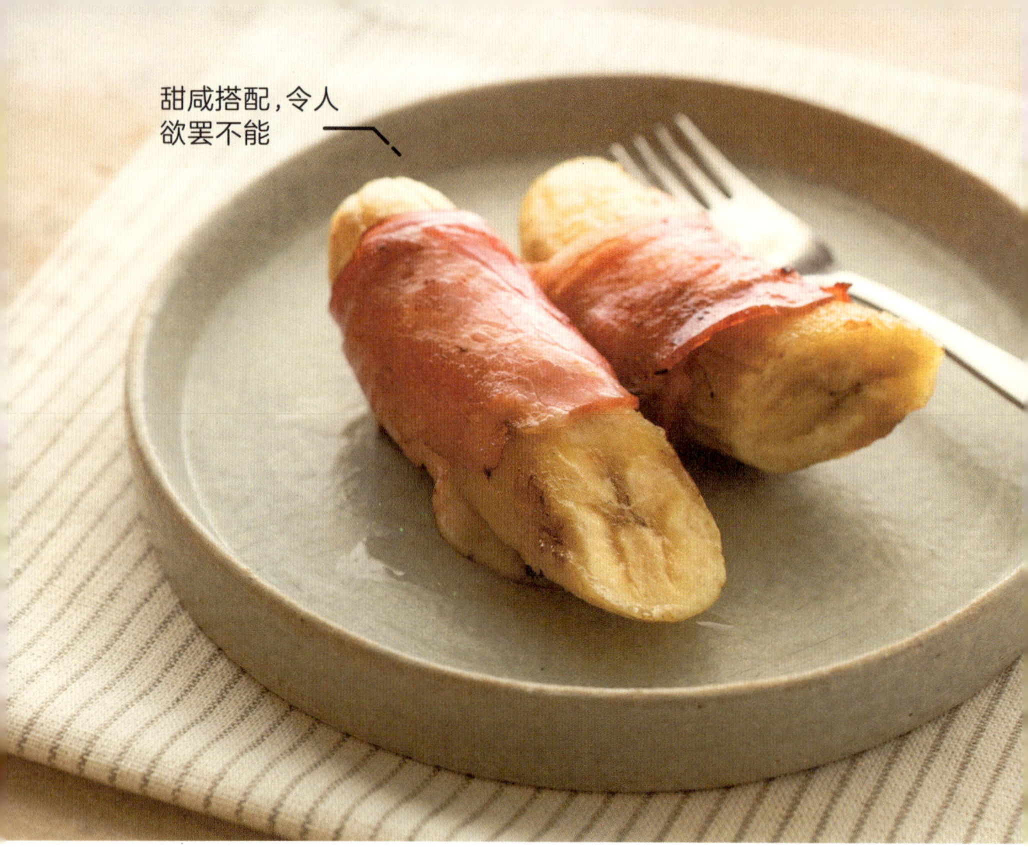

简单速成的培根香蕉

Banana meter

1人份
959 kJ

食材（2人份）

香蕉……2根
培根……4片

做法

1 香蕉对半斜切，用培根卷成卷。
2 在煎锅中摆上1，卷的开口处朝下，用中小火煎至上色。

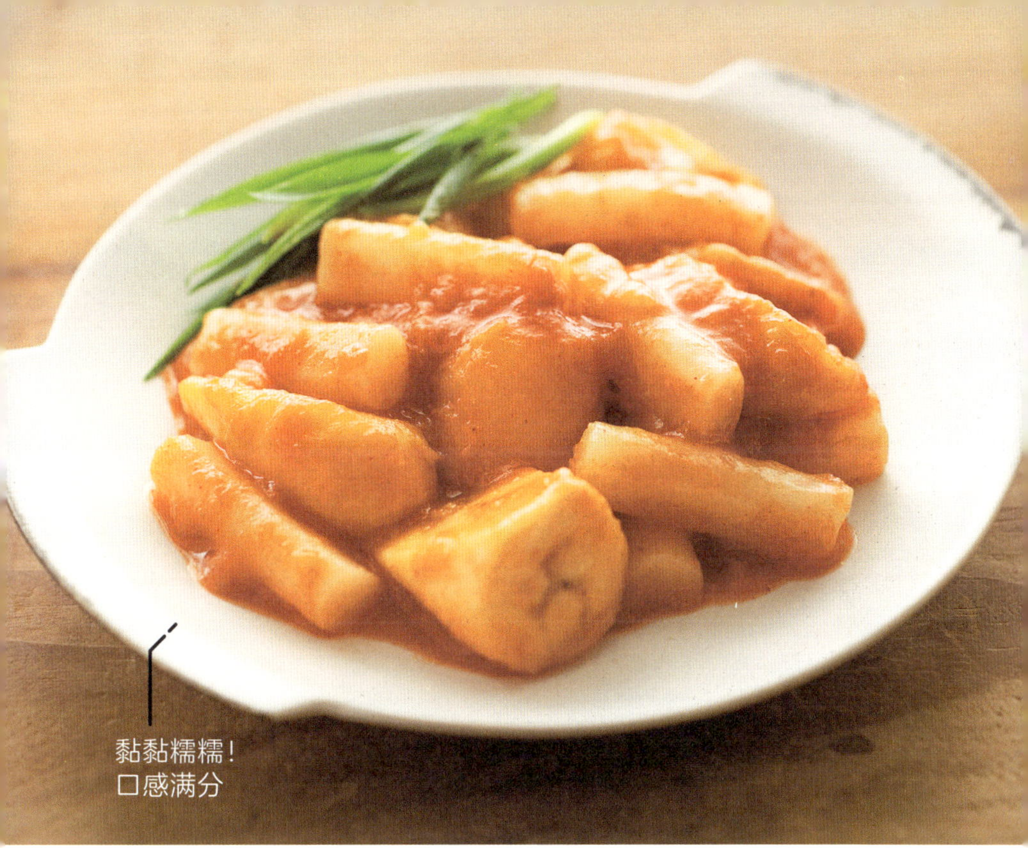

甜辣
香蕉炒年糕

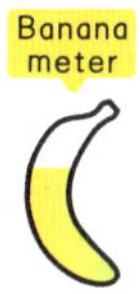

1人份
1168 kJ

食材（2 人份）

香蕉……1根
韩式年糕……80 g
A 苦椒酱……1大匙
酱油、料酒……各1小匙
冷冻香蕉球（参见第82页）……3个
水……100 mL
小葱（斜切段）

做法

1 香蕉切滚刀块。
2 在炒锅中放入A，中火加热。煮开后加入年糕与1，煮至年糕变软。盛入餐具，点缀小葱。

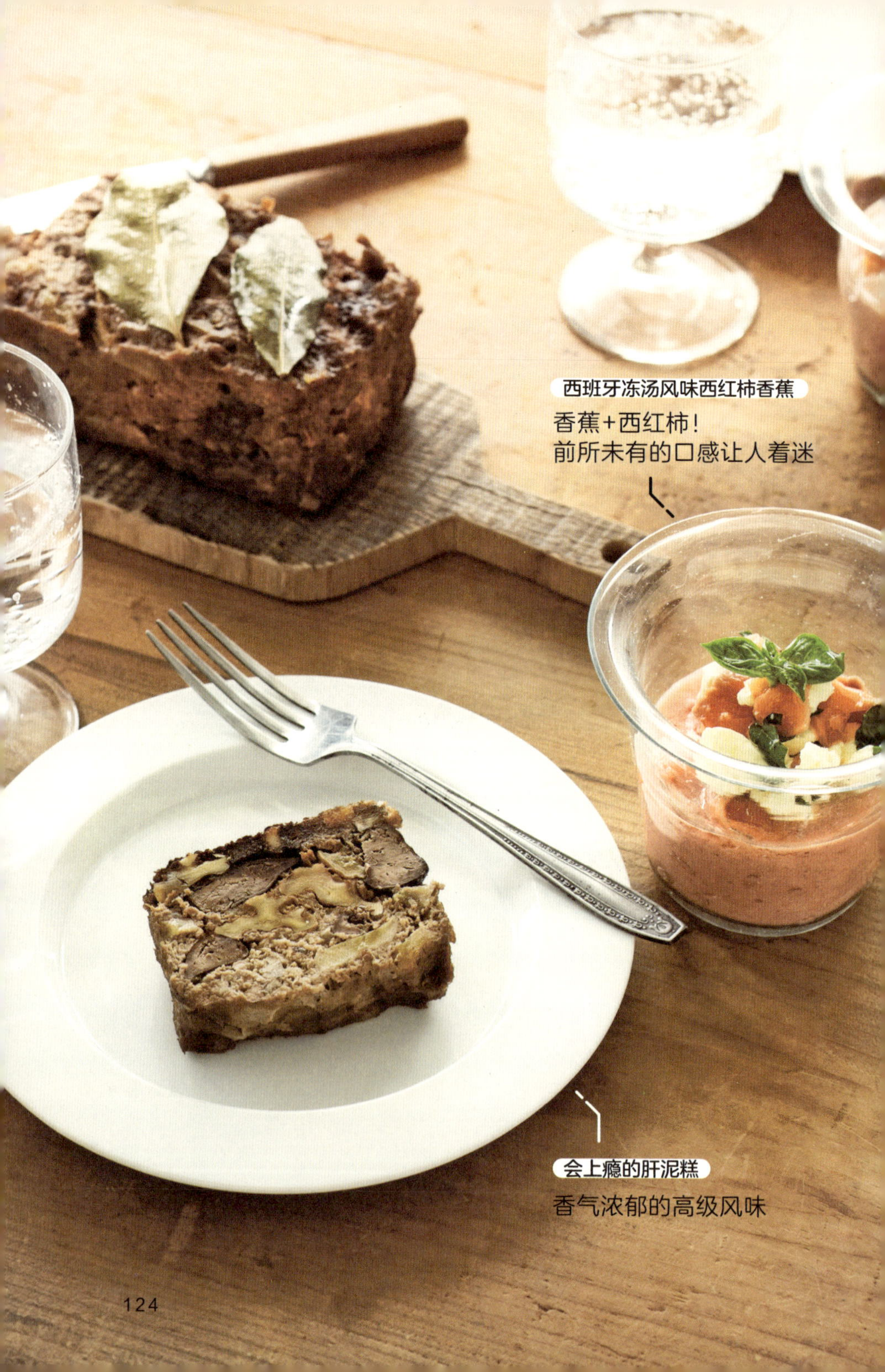

西班牙冻汤风味西红柿香蕉

香蕉+西红柿！
前所未有的口感让人着迷

会上瘾的肝泥糕

香气浓郁的高级风味

会上瘾的肝泥糕

Banana meter

1/8块
573 kJ

食材

鸡肝……100 g
大蒜（切末）……1小匙
盐……1/4小匙
混合肉馅……200 g
烤香蕉片（参见第86页）……70 g
核桃……30 g
A | 面包糠、牛奶……各100 mL
伍斯特酱……2大匙
盐、肉豆蔻……各1/4小匙
胡椒……少许
月桂叶……2～3片
橄榄油……1小匙

做法

1 鸡肝切成大块清洗，放入开水中煮30秒钟捞出，滤水后用纸巾拭去水分。
2 在炒锅中加入橄榄油，中火加热，炒香大蒜。再加入1，撒盐后迅速煸炒，盛入方平底盘。
3 碗中放入混合肉馅、烤香蕉片、核桃、A并搅拌均匀。
4 在模具中放入2与3，表面抹平，放上月桂叶，用微波炉加热10分钟。冷却后取出就能吃了。

西班牙冻汤风味西红柿香蕉

Banana meter

1人份
816 kJ

食材（2人份）

香蕉……1根
西红柿……1/2个
牛奶……50 mL
奶油奶酪……40 g
熏咸鲑鱼……60 g
罗勒叶……适量
橄榄油……适量

做法

1 香蕉、西红柿切成适当大小。奶油奶酪切成小丁。
2 在搅拌机中放入1的香蕉、西红柿和牛奶，搅拌均匀，倒入杯中冷却凝固。
3 凝固后撒上1的奶酪和熏咸鲑鱼、罗勒叶，最后淋上橄榄油。

还可以做
午餐便当！

\ 让香蕉物尽其用的 /
清肠便当

放凉后也很可口的香蕉主菜最适合放进便当，配面包或米饭都合适，午餐也可以充分摄入香蕉。

[香蕉可乐饼便当]

截面很可爱的法式香蕉吐司棒（参见第104页）

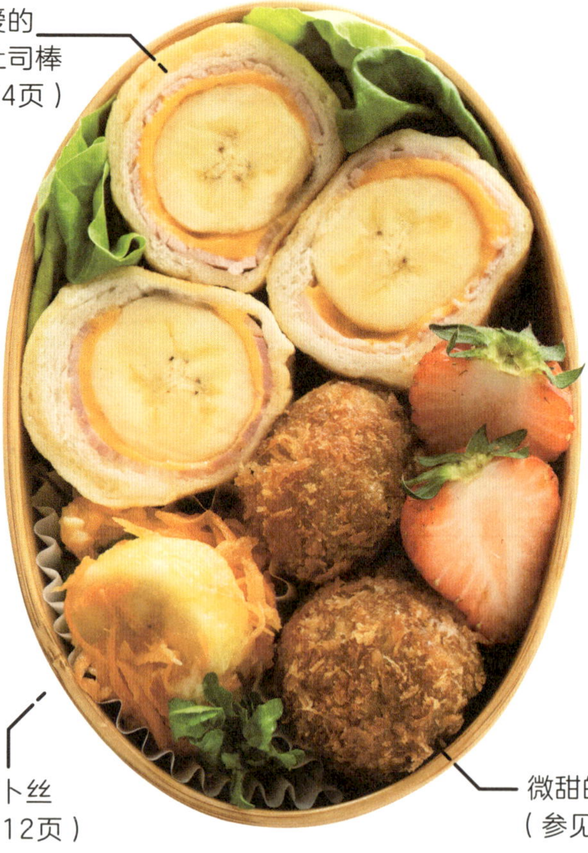

香蕉胡萝卜丝（参见第112页）

微甜的香蕉可乐饼（参见第115页）

【香蕉肉食便当】

香蕉也能余味悠长！
浓郁的香蕉风味虾球
（参见第117页）

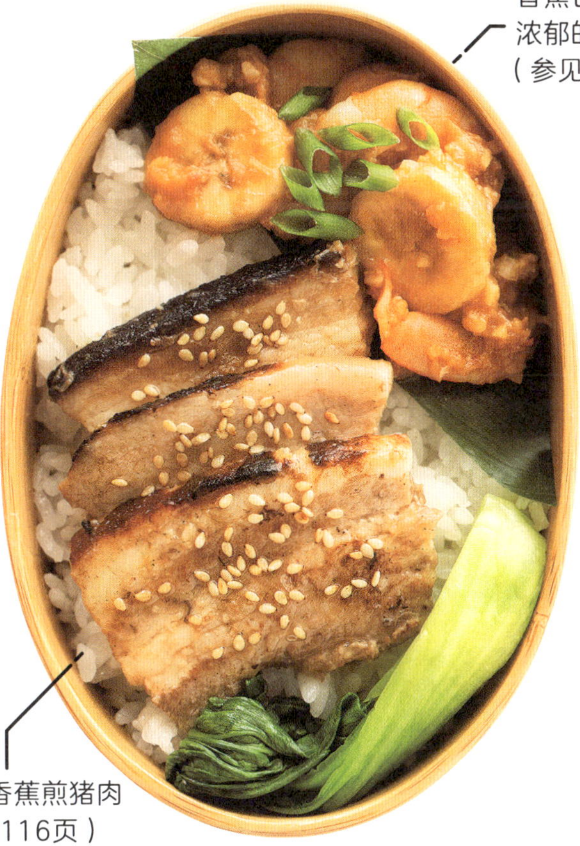

美味的香蕉煎猪肉
（参见第116页）

要点！　用冷饭帮助清肠

大家往往认为米饭中的淀粉会让人发胖，但米饭放凉后会产生抗性淀粉。绿茎香蕉也富含抗性淀粉，因此“冷饭+香蕉”的组合就是可以加倍摄入抗性淀粉的“超级清肠便当”。

用香蕉烹饪可减少甜味调料的用量

香蕉午后零食

香蕉用来做甜品很方便，做成的小零食富含膳食纤维，既美味又有清肠效果！

香蕉酸奶蛋糕

食材

香蕉……1根
猕猴桃……1个
柑橘（罐头）……50 g
A 香蕉酱（参见第78页）……100 g
  原味酸奶（无糖）……200 mL
琼脂粉……4 g
水……200 mL

做法

1 把香蕉、猕猴桃切成适当大小，与适量柑橘一起铺满模具底，不要重叠。多余的备用。
2 将A放入搅拌机中搅拌。
3 在小锅中放入琼脂粉与200 mL水，中火加热至沸腾后用小火煮1分钟。冷却后加入1中剩余的水果，与2混合均匀，继续倒入1的模具，放入冰箱中冷却凝固。

咸甜味香蕉马芬

食材

西蓝花……50 g
洋葱……1/8个
香肠……5根
松饼粉……1袋（200 g）
南豆腐……100 g
香蕉酱（参见第78页）……100 g
牛至……少许
橄榄油……1小匙

做法

1 将西蓝花分成小朵，洋葱切薄片，香肠切成圆片备用。
2 在炒锅中放入橄榄油，中火加热，放入1的洋葱与香肠快速煸炒。
3 在碗中放入松饼粉、南豆腐、香蕉酱，加入1中的西蓝花、牛至和2快速拌匀。倒入马芬杯中，放入烤箱烘烤15分钟。中途表面变焦黄时盖上铝箔纸。

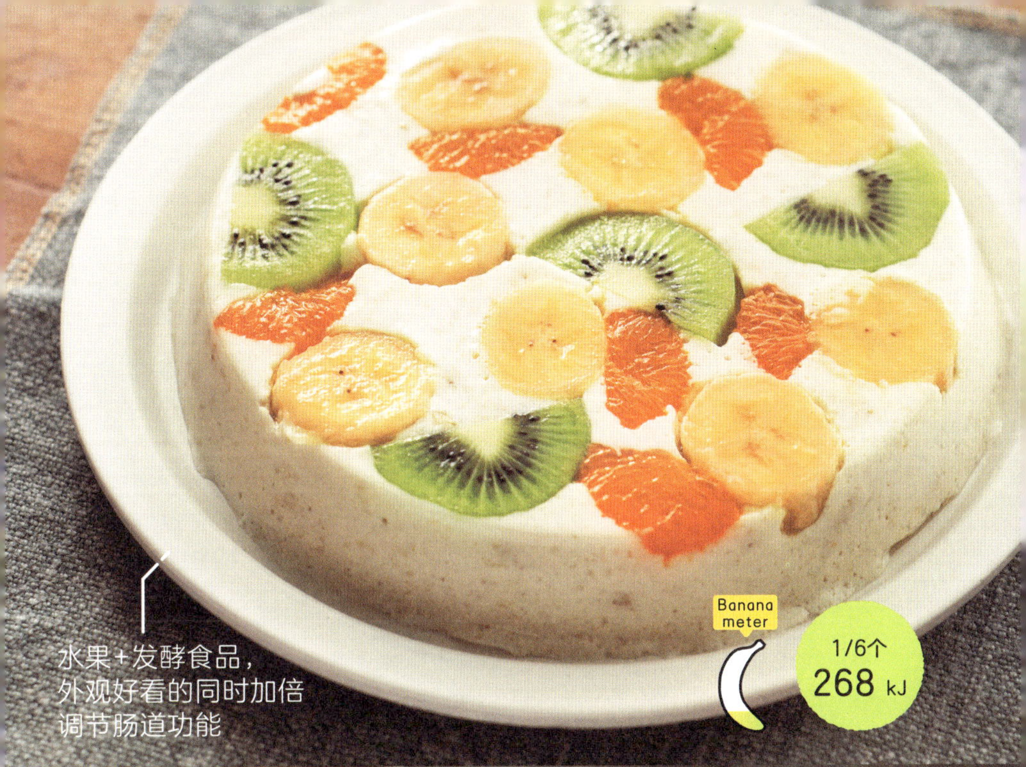
水果+发酵食品，
外观好看的同时加倍
调节肠道功能
Banana meter
1/6个
268 kJ

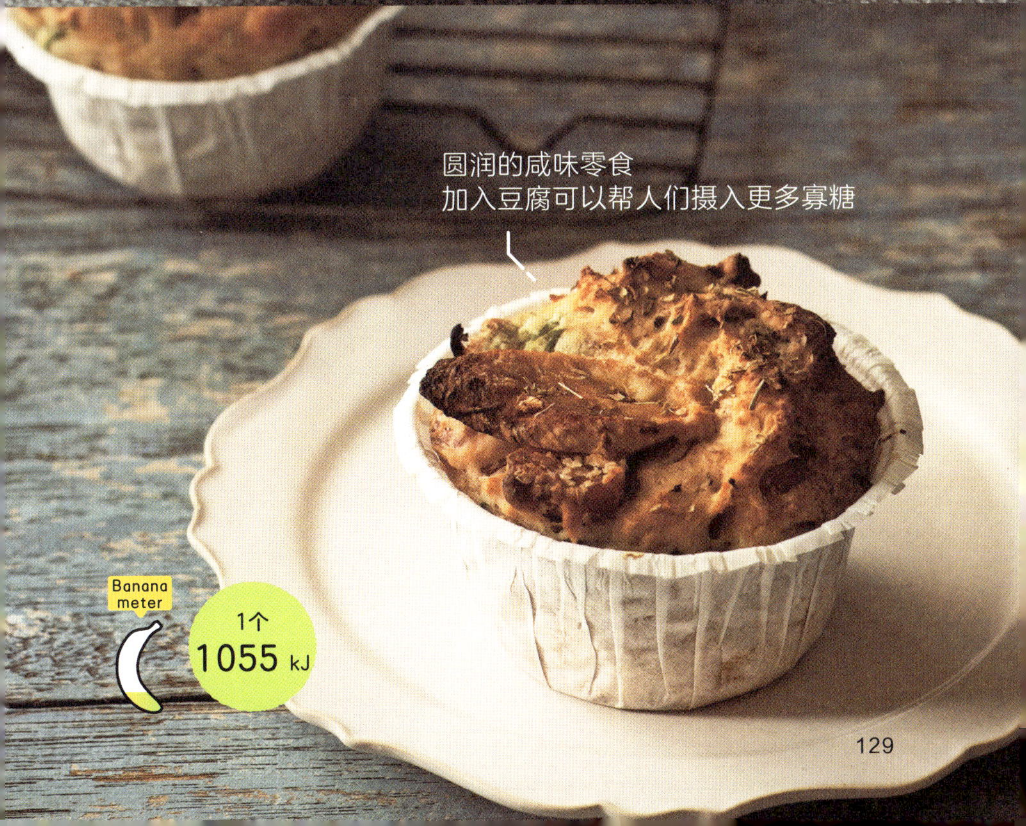
圆润的咸味零食
加入豆腐可以帮人们摄入更多寡糖
Banana meter
1个
1055 kJ

糯糯的 3种香蕉团子

[香蕉团子的基本材料]

食材

香蕉酱（参见第78页）
……100 g
牛奶……100 mL

做法

1 所有食材放入耐热碗中，用打泡器充分混合。轻轻覆盖保鲜膜，用微波炉加热1分30秒。

2 取出后充分搅拌，再次覆盖保鲜膜后放入微波炉加热1分钟。取出放在烘焙纸上卷成棒状，放入冰箱冷藏10分钟左右。

酱油团子

食材（1 人份）

香蕉团子……1/4的量
A | 酱油……1大匙
味淋……2大匙
马铃薯淀粉……1/4小匙

做法

1 将A加入耐热碗中，放入微波炉加热1分钟后混合均匀。

2 将香蕉团子切成适口大小，浇上1。

坚果椰香团子

食材（1 人份）

香蕉团子……1/4的量
A | 香蕉酱（参见第78页）
……1大匙
坚果黄油（无糖）……1大匙
椰粉（根据喜好）……适量

做法

将A混合均匀，浇在切好的香蕉团子上，根据个人喜好撒上椰粉。

水果团子

食材（1 人份）

香蕉团子……1/4的量
喜欢的水果（香蕉、柑橘、猕猴桃等）……适量
气泡水……200 mL

做法

将香蕉团子和水果切成合适的大小，盛入碗中，倒入气泡水。

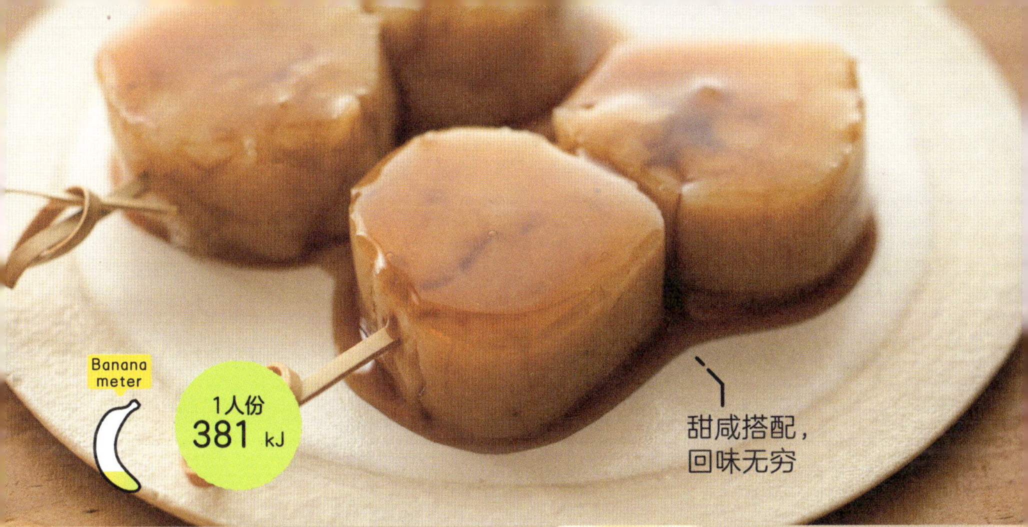
Banana meter
1人份
381 kJ
甜咸搭配，
回味无穷

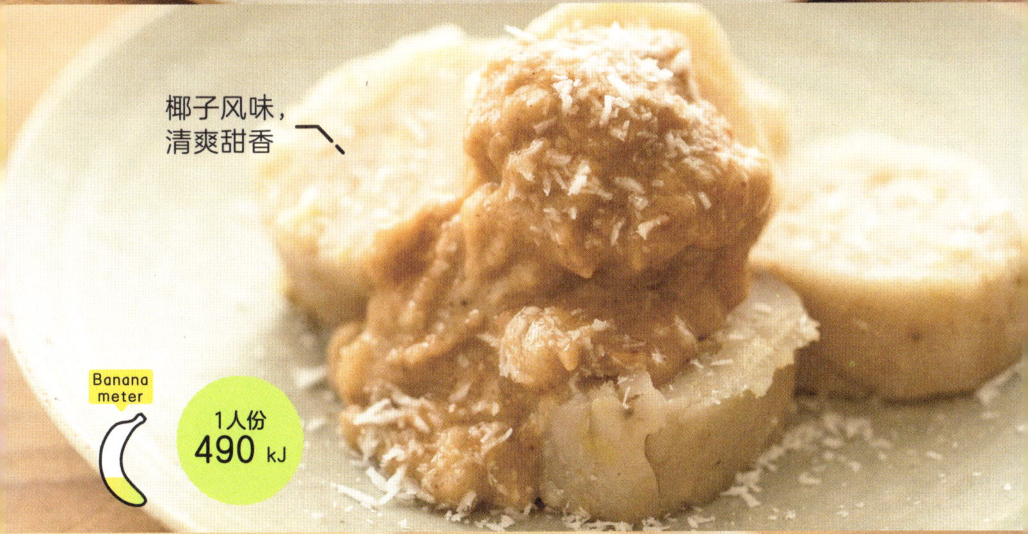
椰子风味，
清爽甜香
Banana meter
1人份
490 kJ

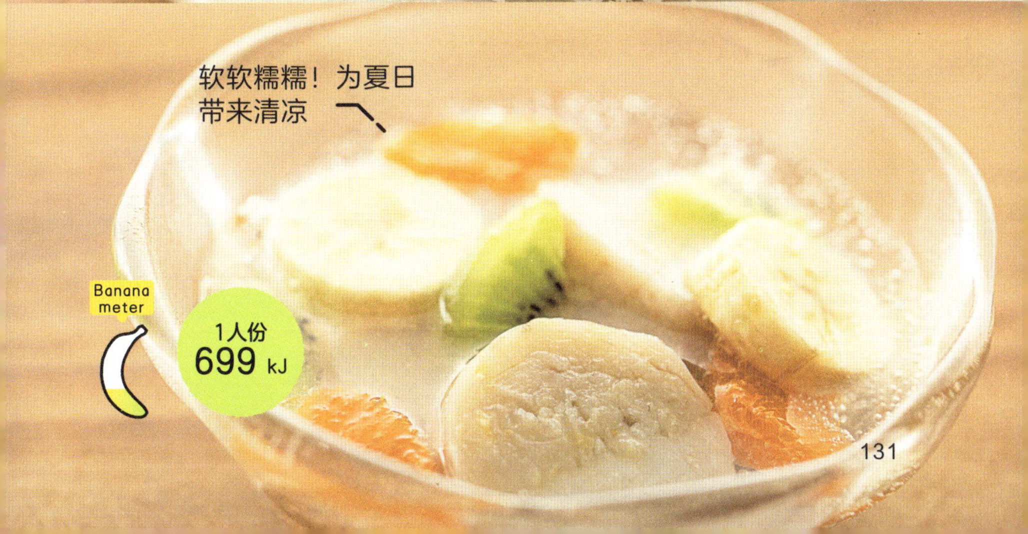
软软糯糯！为夏日
带来清凉
Banana meter
1人份
699 kJ

豆奶
香蕉布丁

Banana meter

1人份
243 kJ

食材（2人份）

香蕉……1根
豆奶……50 mL
〈顶部配料〉
香蕉（切薄片）……适量

做法

1 将香蕉与豆奶放入搅拌机中搅拌均匀。倒入耐热容器中，用微波炉加热1分钟。

2 1稍放凉后，将其中一半倒入另一个容器中，放入冰箱冷藏30分钟后再从容器中倒扣在盘子上，慢慢倒出，最后摆上香蕉片。

香蕉奶酪葡萄干
夹心饼干

Banana meter

1个
699 kJ

食材（6人份）

香蕉……1根
奶油奶酪……150 g
蜂蜜……1大匙
葡萄干……20 g
饼干……12块

做法

1 用叉子将香蕉捣成泥，奶油奶酪切成小丁备用。

2 碗中放入1、蜂蜜、葡萄干，拌匀。用2块饼干夹住，放入冰箱冷藏1小时以上使其凝固。

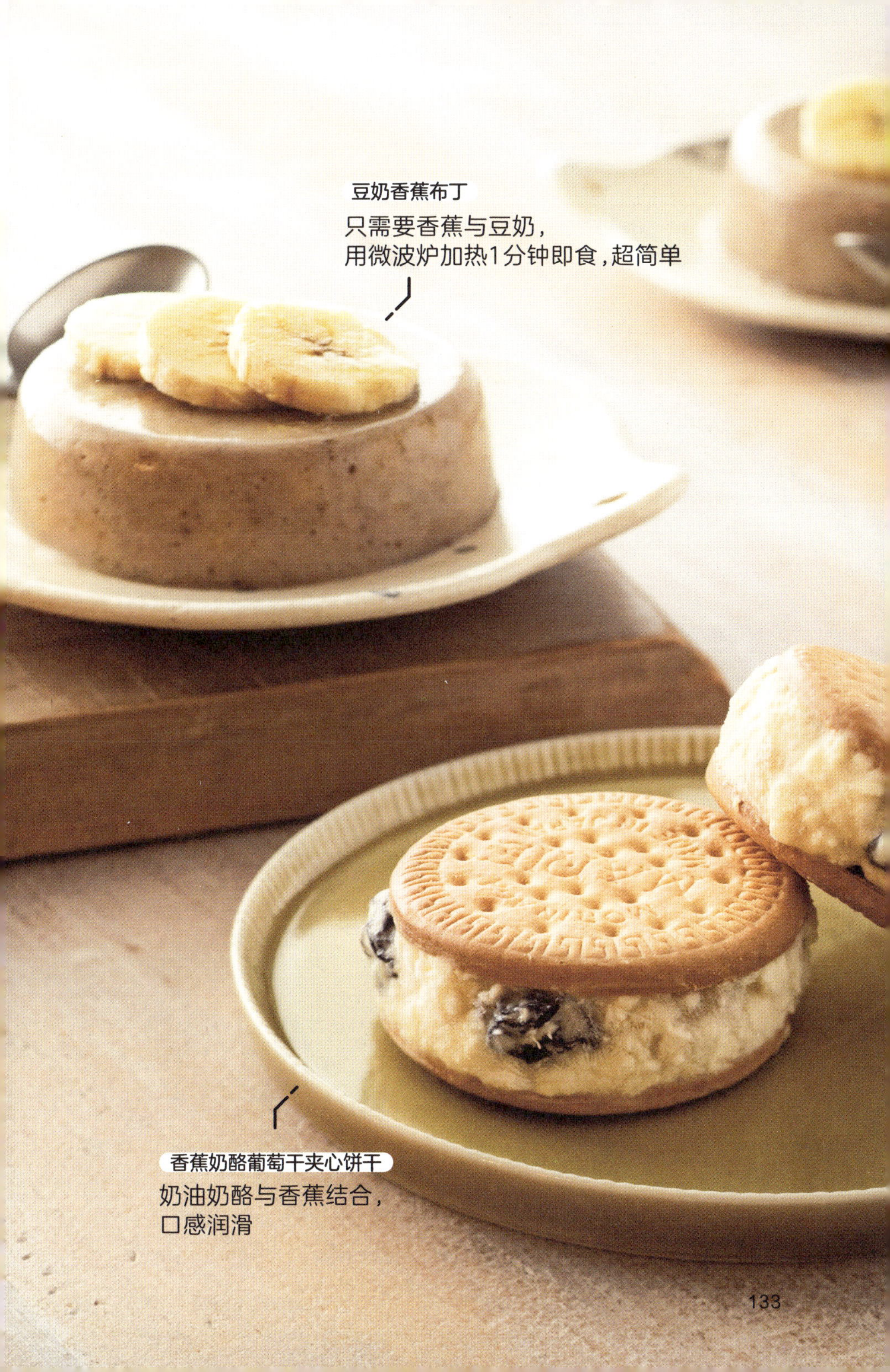

豆奶香蕉布丁

只需要香蕉与豆奶，
用微波炉加热1分钟即食，超简单

香蕉奶酪葡萄干夹心饼干

奶油奶酪与香蕉结合，
口感润滑

整根香蕉做的巧克力蛋糕

食材

冷冻香蕉球（参见第82页）……8个
原味豆奶……150 mL
燕麦片（速食型）……70 g

A
- 鸡蛋……1个
- 枫糖浆……2大匙
- 可可粉（无糖）……2大匙
- 发酵粉……1/2小匙

〈顶部配料〉
- 黑巧克力……50 g
- 生奶油……50 g
- 香蕉……1根

预先准备

在蛋糕模具里铺上烘焙纸。

Banana meter

1/8个
645 kJ

做法

1. 将冷冻香蕉球与豆奶放入耐热碗中，放入微波炉加热1分30秒。拿出后加入燕麦片，用橡胶铲充分搅拌至发黏。加入A，再次搅拌均匀。
2. 将1倒入模具中，放入烤箱烘烤30分钟，中途蛋糕表面变焦黄后盖上铝箔纸。
3. 耐热容器中放入黑巧克力与生奶油，放入微波炉加热40秒，搅拌均匀后浇在2上。将香蕉纵向对半切开，摆在蛋糕上，放入冰箱冷藏1小时以上使其凝固。

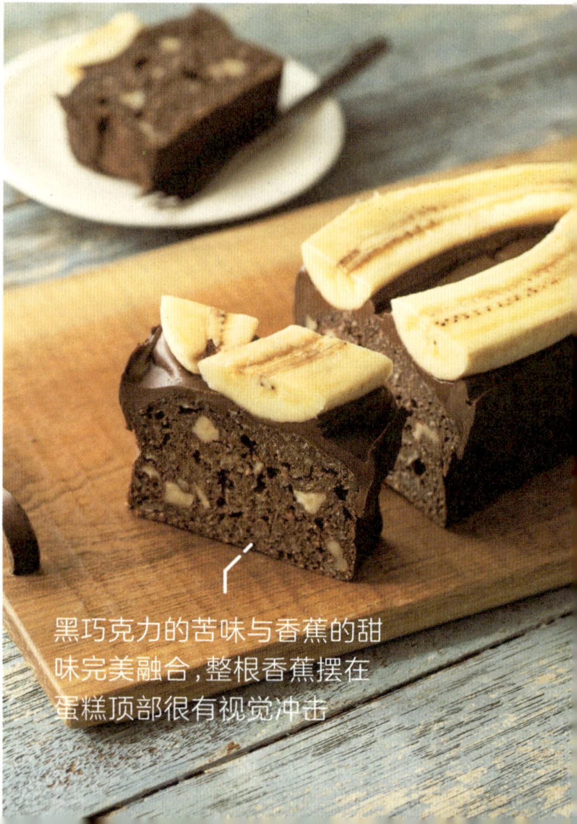

黑巧克力的苦味与香蕉的甜味完美融合，整根香蕉摆在蛋糕顶部很有视觉冲击

第 6 章

浑身是宝——香蕉皮的妙用

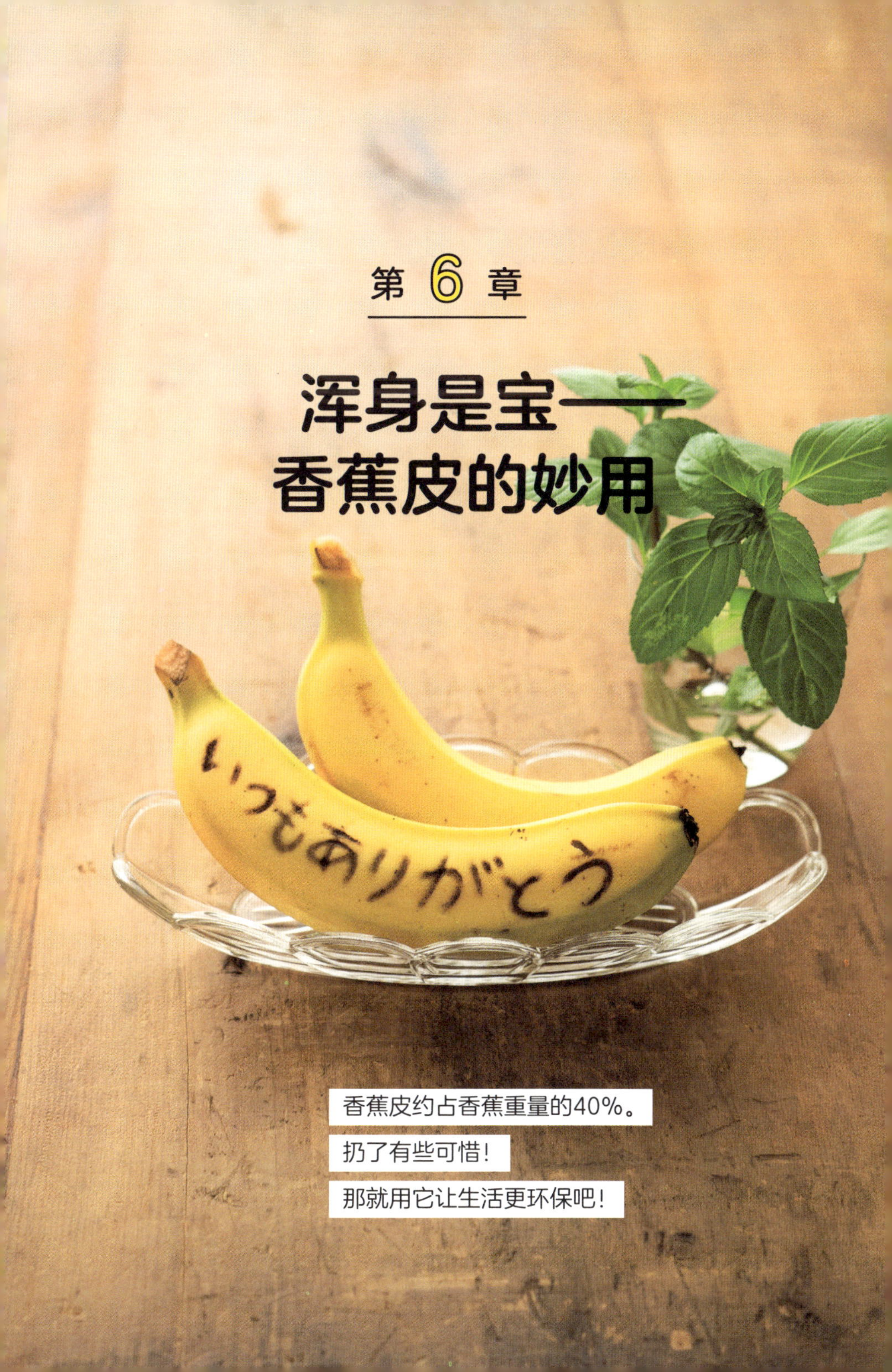

香蕉皮约占香蕉重量的40%。

扔了有些可惜！

那就用它让生活更环保吧！

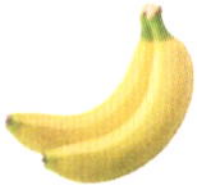

用香蕉皮碎按摩皮肤

香蕉皮（建议用熟透的）内部平滑，特别适合用于皮肤按摩，完全不用担心伤到皮肤。方法很简单：洗脸后，用剪刀将香蕉皮剪成方便拿的大小，将内侧白色部分贴在要按摩的地方，像画圈一样按摩，最后用湿纸巾等擦拭按摩过的地方。这样能促进血液流动，达到让皮肤变光亮的效果。

刚开始尝试时，可以在胳膊内侧等皮肤较软的地方试一试，确认没有出现异常后再继续进行。

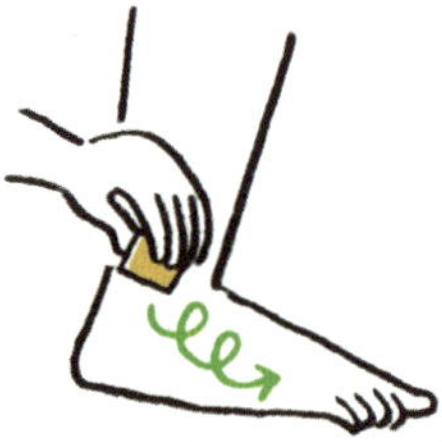

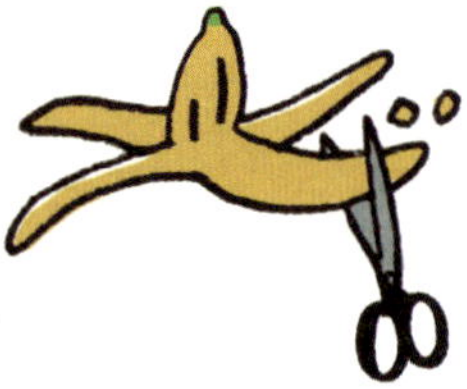

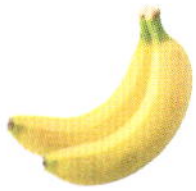

用干燥香蕉皮制成生态混合肥料

越来越多的人都开始尝试园艺或家庭菜园，我向这类朋友建议，利用香蕉皮制作生态混合肥料吧。

香蕉皮中富含钾、镁、钙等矿物质，特别适合用作肥料。

在植苗1～3个月前，可将其他湿垃圾和香蕉皮（建议剁碎晒干）埋入土中，土壤中的微生物会将其分解、使其变成肥料。

生态肥如果直接放在土上，就会变臭。因此，可以利用生态肥专用盒或更加轻便的生态肥料袋盛装。

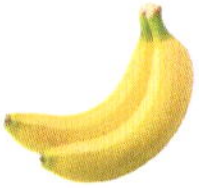

在放入餐食或便当中的香蕉上刻字

香蕉皮的某些部位受损后，经过一段时间，这些部位就会氧化变成褐色。因此，大家可以巧用这一点来自定义“香蕉艺术”。

比如，用牙签或竹签在香蕉皮外侧刻字或画画。这样，放置一段时间后，文字和画就会显现出来。

另一种有趣的香蕉艺术是把醋当作“墨水”，用棉棒蘸醋，用力按在香蕉皮上，使其充分着色。这样用醋刺激香蕉皮，会使表面的细胞被破坏而变色，过一段时间后文字便会浮现出来。

这种方式可以用在给家人准备的便当上，比如在香蕉上写下“辛苦啦”“谢谢”，或在重要考试、会议那天的午餐香蕉上刻“加油”等字。

当然，即使不外出，也可以在孩子的小零食上写“爱你”等不同的话语。这样等到孩子吃的时候，文字就会在不知不觉间显现。

写上平时说不出口的话，把这营养满分的香蕉当作礼物送给他们吧。一定能达到意想不到的效果！

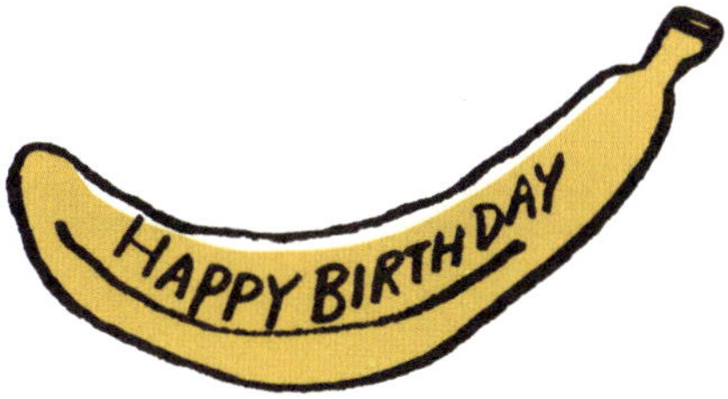

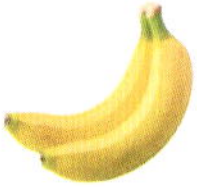

用香蕉皮将皮具、银餐具擦得锃亮

香蕉皮中含有保养皮具等时常用的鞣酸（单宁酸）。因此，如果想恢复皮包、皮鞋等物品的光泽，香蕉皮就能派上大用处。

用香蕉皮内侧白色部分轻轻擦拭要保养的皮革部位，最后用布擦拭掉沾上的纤维，光泽就能恢复如初。

不过，如果皮具过于脏污的话就不管用了。因此，在皮具的日常保养中可以养成“用香蕉皮仔细擦拭”的习惯，这样可以让皮具的使用寿命更长。

不仅如此，用香蕉皮擦拭用了一段时间后颜色暗淡的银制品，香蕉皮中的鞣酸同样可以让银制品恢复光泽。

此外，还可以用香蕉皮制作保养物品用的洗剂。做法非常简单：香蕉皮加水放入搅拌机中，打成糨糊状即可。可以用布蘸着洗剂擦拭要保养的物件。

这种香蕉洗剂不含化学成分，对手部皮肤非常友好，也可放心地用来保养入口的叉子、勺子等餐具。

香蕉皮还有一个去污秘技，就是它能除去沾在手上的墨水。

墨水、油性笔的污渍即使经过很长时间也很难脱落，但用香蕉皮内侧白色部分擦拭手指，最后再用流动的水冲洗，污渍就会很容易脱落了。

结语

感谢你一直读到最后。

我在作为医生的职业生涯中，一直与肠道打交道。注意到有众多患者受肠道问题困扰后，我在顺天堂大学开设了日本首个便秘门诊。之后，我埋头研究肠道和与肠道密切相关的自主神经，同时也从事大量演讲活动，在日本各地宣传和科普肠道的重要性。

在这期间，我从各种角度摸索了保持肠道健康、让大家幸福度过每一天的方法。就像童话故事《青鸟》中的蒂蒂尔与米蒂尔在历经漫长的旅程后，反而在自己家发现了青鸟一样，我也发现答案其实就在我们身边。

绿茎香蕉（膳食纤维香蕉）这种我们身边常见的食物，**不仅富含有助于保持肠道健康的营养成分，还方便食用。**

希望大家都能巧用绿茎香蕉，调节肠道环境，度过快乐健康的每一天！

小林弘幸

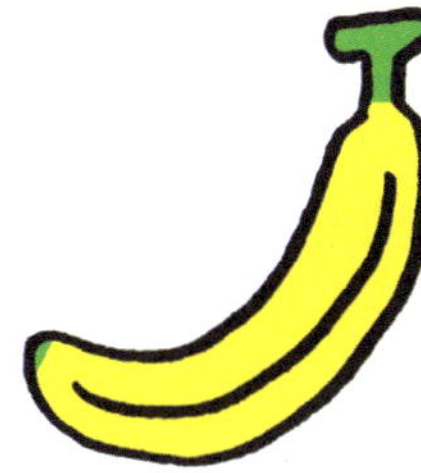

参考文献

· Analysis of the relationship between the gut microbiome and dementia: a cross-sectional study conducted in Japan. Sci Rep. 2019 Jan 30; 9(1): 1008.
肠道菌群与认知障碍之间关系的分析：一项在日本进行的横断面研究

· Gut microbiota differences in elderly subjects between rural city Kyotango and urban city Kyoto: an age-gender-matched study. J Clin Biochem Nutr. 2019 Sep; 65(2): 125-131.
农村型城市京丹后与大城市京都老年人肠道菌群的差异：一项年龄性别匹配研究

· 宫城教育大学紀要 50巻 pp. 165-170 "炊飯時の加水量および米飯の保存温度と時間の違いによるレジスタントスターチ量の変化について", 亀井文、佐藤岳志，2016.1
宫城教育大学纪要50卷 pp. 165-170《关于蒸饭时加水量及米饭保存温度和时间的差异导致的抗性淀粉含量之变化》, 亀井文，佐藤岳志，2016.1

· 日本調理科学会誌 Vol. 47 No. 1 pp. 49-52. "レジスタントスターチの栄養・生理機能"海老原清， 2014
日本烹饪科学会刊Vol. 47 No. 1 pp. 49-52，《抗性淀粉的营养、生理功能》，海老原清，2014

・日本家政学会誌Vol. 65 No. 4 pp. 197-202, “レジスタントスターチの開発”, 後藤勝, 2014

日本家政学会刊Vol. 65 No. 4 pp. 197-202,《抗性淀粉的开发》, 后藤胜, 2014

・BIO INDUSTRY「バナナに見出された免疫増強作用」, 1997.6

BIO INDUSTRY《从香蕉上发现的免疫增强作用》, 1997.6

・The role of triterpenoid on reactive oxygen scavenging system: approach from the new chemiluminescence system (XYZ system), Biofactors. 2000; 13(1-4): 219-23.

三萜类化合物在活性氧清除系统中的作用：新化学发光系统（XYZ系统）的研究

・筑波大学・日本バナナ輸入組合プレスリリース“バナナを食べると花粉症が改善される～バナナ摂取によりスギ花粉症の予防効果に関する臨床試験を実施～”, 2013.11.29

筑波大学、日本香蕉进口协会报道《食用香蕉后花粉症有所改善——实施临床试验检验摄入香蕉后预防杉树花粉症的效果之研究》, 2013.11.29

・“機能性食品と薬理栄養”/7（5）/pp. 411-420, 福本敦、谷中昭典, 2013.9

《功能性食品与药理营养/7（5）/ pp. 411-420》, 福本敦, 谷中昭典, 2013.9

快读・慢活®

从出生到少女，到女人，再到成为妈妈，养育下一代，女性在每一个重要时期都需要知识、勇气与独立思考的能力。

“快读・慢活®”致力于陪伴女性终身成长，帮助新一代中国女性成长为更好的自己。从生活到职场，从美容护肤、运动健康到育儿、家庭教育、婚姻等各个维度，为中国女性提供全方位的知识支持，让生活更有趣，让育儿更轻松，让家庭生活更美好。